中医药预防保健丛书

百草传奇

——大自然的药物宝库

◎ 名誉主编 葛 明

◎ 主 编 韩兴军 王潇怀

山东科学技术出版社

图书在版编目(CIP)数据

百草传奇:大自然的药物宝库/韩兴军,王潇怀主编.
—济南:山东科学技术出版社,2018.2(2021.1重印)
ISBN 978-7-5331-9291-4

Ⅰ.①百… Ⅱ.①韩… ②王… Ⅲ.①中草药—普及读物 Ⅳ.①R281.3-49

中国版本图书馆 CIP 数据核字(2018)第 015878 号

百草传奇
——大自然的药物宝库

名誉主编　葛　明

主　编　韩兴军　王潇怀

主管单位:**山东出版传媒股份有限公司**
出 版 者:**山东科学技术出版社**
　　　　　地址:济南市玉函路 16 号
　　　　　邮编:250002　电话:(0531)82098078
　　　　　网址:www.lkj.com.cn
　　　　　电子邮件:sdkjcbs@126.com
发 行 者:**山东科学技术出版社**
　　　　　地址:济南市玉函路 16 号
　　　　　邮编:250002　电话:(0531)82098071
印 刷 者:**北京时尚印佳彩色印刷有限公司**
　　　　　地址:北京市丰台区杨树庄103号乙
　　　　　邮编:100070　电话:(010)68812775

开本:880mm×1230mm　1/32
印张:9.25
字数:240 千
印数:1～200
版次:2021 年 1 月第 1 版 第 2 次印刷

ISBN 978 - 7 - 5331 - 9291 - 4
定价:48.00 元

内容提要

　　中医药是中国传统文化的一部分,也是一个取之不尽的大宝藏。许多流传于民间的土方、偏方和验方,多由各种野生或种植的植物组成,使用方法简单,效果神奇。本书是一本关于中药材的科普读物,图文并茂,收集了几十种各地民间流传甚广的本草,介绍了其性状、分布、民间传说、使用方法和效果,让读者熟悉自己身边的本草,探索大自然的奥秘。

序

随着人们养生保健意识的不断增强，中药本草以天然、安全的特点被越来越多的人认可。《百草传奇》一书涵括防病治病和延年益寿的食疗精华，并融入多则中医药小故事，字里行间充满人们对健康的深切关怀。

韩兴军主任是悬壶济世的杏林高手，"一根针，一把草"便可解决困扰老百姓多年的疑难病症，是中医名著《金匮要略》《伤寒论》的积极倡导者和实践者。此外，他也是一位执着的中药研究者，熟谙中草药的药理特性与生长特点，善于鉴别药材真伪良莠。韩兴军主任挂职第一书记期间，重视中药资源的充分利用和可持续发展，积极发展帮包村中药材种植基地，造福一方。韩兴军主任目前担任世界中医药学会联合会外治方法委员会常务理事、妇幼健康研究会中医药发展委员会副主任委员、中国针灸学会委员、中国老年学和老年医学学会肿瘤康复分会委员、山东省卫生保健协会理事、山东医师协会健康保健分会委员、山东省针灸学会常务委员，是山东省首批省级应急志愿者。主持省级课题2项，参与国家级课题5项。主编著作3部，发表论文十余篇。

《百草传奇》融知识性、实用性与趣味性为一体，通俗易懂。用这种形式来传承和发扬中医文化，可以说是在中医学领域里为学术著作做拾遗补阙、相得益彰的有益尝试，有其独特的地方。中医养生最大的亮点之一就是"治未病"，即养生。通过养生，防病于未然，达到防患疾病的效果。本书内容深入浅出，简明实用，让读者熟悉自己身边的中草药，认识中草药的功效和用法，不仅在生病的时候能灵活运用中草药治病疗疾，在平时还可以起到良好的保健作用。

山东中医药大学第二附属医院党委书记

葛　明

主编简介

韩兴军　男,硕士,主治医师。山东中医药大学第二附属医院预防保健中心主任,山东医师协会健康保健分会委员,山东省首批省级应急志愿者,国家中医药管理局中医医疗技术脐疗技术协作组组长,山东省卫生保健协会理事。

临床工作中,熟练应用针灸、推拿、脐疗、蜡疗等诊疗技术,擅长中风病、失眠、胃肠病、男科病、妇科病、颈肩腰腿痛、膝关节炎、带状疱疹、面瘫等的治疗,并将中医外治技术,如隔药灸脐法、针灸、蜡疗、五行音乐疗法、八段锦、五禽戏等手段应用于临床。

科研项目

参与国家"十一五"科技支撑计划"针灸治疗优化方案评价及临床共性技术研究"(课题编号 2006BAI12B06),2006～2009 年,为随访员及操作员。参与国家 973 课题"脐疗防治疾病的临床疗效评价和机理研究"(课题编号 2007CB512703),2007～2010 年,为操作员。参与制定国家保健拔罐技术操作规范(国际标准),为起草人。参与国家中医药管理局"'治未病'糖尿病病前状态管理方案"的制订,为起草人。主持山东省中医药管理局"基于中医体质辨识运用隔药灸脐法治疗肝郁型失眠人群的临床疗效研究",为项目负责人。参与国家自然科学基金青年科学基金项目"特质与状态焦虑动物模型相关性及中医药有效成分干预",名列第三位。参与山东省中医药管理局课题 3 项,均列前五位。

论文著作

近年来在国内外以第一作者和责任作者发表论文 6 篇,主编著作 3 部。

2008 年 5 月,于《现代中医药》发表《〈难经〉原气论浅析》。

2009 年 1 月,于《内蒙古中医药》发表《高树中教授针药结合治疗膝骨关节炎经验》。

主编《中医天灸疗法大全》,济南出版社出版。

编写《人感染 H7N9 禽流感中医药防治问答》,为副主编,人民军医出版社出版。

主编《轻轻松松治未病》,济南出版社出版。

主编《针灸“治未病”——逆针灸》,山东科学技术出版社出版。

前　言

随着科技的不断进步,当代医学模式由传统的生物医学模式转变为"生物—心理—社会"医学模式。研究人类的身心健康,寻求现代社会环境中保持身心健康的最佳方案,成为医学研究的重点。预防康复保健系统在其中占有举足轻重的地位,对于提高患者社会生存能力,改善生命质量发挥着重要作用。合理的饮食结构、均衡的营养是构成机体健康的物质基础,在寻求合理膳食的途径中,"药食同源"的原理再次被应用。

我国古代医疗实践者们在保健和治疗疾病过程中发现,药食同功、同理而亦有界限,并产生了"药食两用"这一类物品。中医的食疗药膳、养生保健都是遵循这一理论创立和发展起来的,它是中医的瑰宝,是劳动大众智慧的结晶。

1."药食同源"思想的起源　人类总结长期寻觅食物的经验后发现,有些食物不仅能够充饥,而且能够强身健体、预防疾病,这就是"药食同源"的起源,也是中医学利用中草药治病的萌芽,反映了许多中草药的食用价值和药用价值。据记载,商代伊尹精通烹调,可调制多种汤液治病,原料中就有"阳补之姜,招摇之桂",其中的姜、桂是常用调味料,同时也具有补气、解表、止吐的药物作用。战国时期的《素问·脏气法时论》中明确提出"五谷为养,五果为助,五畜为益,五菜为充,气味合而服之,以补精益气"

的药治与食治相结合的重要思想。到了隋唐时期,《黄帝内经太素》言"空腹食之为食物,患者食之为药物",将"药食同源"的理念进一步升华。我国现存最早的药学专著《神农本草经》记载,大枣、枸杞子、五味子、杏仁、乌梅、核桃、莲子、蜂蜜、桂圆、百合、附子等,都是有药性的食物,常作为配制药膳的原料。清代流传最广的普及性本草学著作《本草备要》中的果、谷菜篇记载了很多大家熟知的水果、蔬菜、粮食类的内容。比如,"黑大豆,甘寒色黑,属水,似肾,肾之谷也……故能补肾,镇心,明目,利水下气……散热祛风……兼能发表",这也就是黑豆补肾、食之强肾健体的出处。

2.药食同源物品的药食性与五行、四气五味 药食的分用是人类不断实践和进化的结果。因此,在这个过程中必然遵循同一法则和理念,凝集出同一种理论。药食理论与古代朴素的哲学思想息息相关,在实践中形成了以"五行、四气、五味"为核心的学说。

五行理论在中医学有广泛的应用。人的脏腑与五行相对应,肝属木、心属火、脾属土、肺属金、肾属水、胆属木、小肠属火、胃属土、大肠属金、膀胱属水。中医学认为,中药在治疗时,只有药物的五行与身体、季节的五行相适应,才能发挥药物的最大功效。药食均具有寒、热、温、凉四气与酸、苦、甘、辛、咸五味的属性。使用时根据四季变化和人体所处的状态选择适宜对象,使人体存在的不平衡(疾病或亚健康)状态恢复至平衡(健康)状态。药食二者使用的原理基本相同,所异者为"食养正气,药攻邪气"。如绿豆和大黄同为凉性,绿豆作为食物有清胆养胃、解暑止渴的功效,而大黄作为药物有泄热毒、破积滞和行瘀血的功效,相比之下作用要强很多。与食物相比,药物纠偏作用更强,药性更盛,因而俗语言"是药三分毒",形象地勾画出二者的区别和特性。

2017 年,国家卫计委公布了101 种既是食品又是药品的物品名单,包括丁香、八角茴香、刀豆、小茴香、小蓟、山药、山楂、马齿苋、乌梢蛇、乌梅、木瓜、火麻仁、代代花、玉竹、甘草、白芷、白果、白扁豆、白扁豆花、龙眼肉(桂圆)、决明子、百合、肉豆蔻、肉桂、余甘子、佛手、杏仁(甜、苦)、沙棘、牡蛎、芡实、花椒、赤小豆、阿胶、鸡内金、麦芽、昆布、枣(大枣、酸枣、黑枣)、罗汉果、郁李仁、金银花、青果、鱼腥草、姜(生姜、干姜)、枳椇子、枸杞子、栀子、砂仁、胖大海、茯苓、香橼、香薷、桃仁、桑叶、桑椹、桔红、桔梗、益智仁、荷叶、莱菔子、莲子、高良姜、淡竹叶、淡豆豉、菊花、菊苣、黄芥子、黄精、紫苏、紫苏籽、葛根、黑芝麻、黑胡椒、槐米、槐花、蒲公英、蜂蜜、榧子、酸枣仁、鲜白茅根、鲜芦根、蝮蛇、橘皮、薄荷、薏苡仁、薤白、覆盆子、藿香、人参、山银花、芫荽、玫瑰、松花粉、油松、粉葛、布渣叶、夏枯草、当归、山奈、西红花、草果、姜黄、荜茇。这101种药食同源物品中,部分品种由于自身的特性,可能同时具有两种或者多种五行属性,在进行治疗时,应根据药物所属的五行,同时考虑人体脏腑的五行属性,使用五行相同、相生的药物共同治疗疾病,以最大限度地发挥药物的治疗效果;如果使用了五行相克的药物,则会对药物的作用造成影响,甚至可能导致不良反应的发生。

3."药食同用"是理论指导下的实践 药食两用物品的品种较多,功效复杂多变,如何合理应用其养生调理和治疗功效是临床应用的一大热点和难点。因此,根据虚损脏腑的不同,食补也略有侧重。

心气虚:临床以心悸、自汗、气短、胸闷,动则加重为主要表现,多见于惊悸、不寐、胸痹、虚劳,以及西医学的心律失常、贫血、神经官能症等疾病。食补可选小米(秫米)、桂圆肉、百合、莲子等。

肺气虚:肺气虚损不足,临床以咳嗽乏力、畏风自汗、声音低怯、喘息气短、易感外邪等为主要表现,多见于咳嗽、哮喘、自汗,以及西医学的慢性支气管炎、支气管扩张、肺气肿、肺心病等疾病。食补可选百合、花生、核桃、杏脯、枇杷等。

肝气虚：肝脏功能活动减弱，临床以疲乏胁痛、耳鸣眼花、易于惊恐等为主要表现，常见于月经不调、胁痛、不寐，以及西医学的慢性肝炎、神经官能症等疾病。食补可选猪肝、猪肚、蜂王浆、胡萝卜、大枣等。

脾气虚：脾气不足，运化精微功能减退，临床以脘腹胀满、食后为甚，口不知味，甚至不思饮食，大便溏薄，精神不振，形体消瘦，肢体倦怠，少气懒言，面色萎黄等为主要表现。常见于泄泻、胃痛、腹痛、水肿、痰饮、哮喘、痿症、小儿疳积，以及西医学的慢性胃肠炎、慢性肾炎、慢性支气管炎、支气管哮喘等疾病。食补可选山药、沙参、麦冬、生地黄等。

肾气虚：肾气不足，肾生理功能减弱，临床以腰膝酸软无力、神疲乏力、听力减退、小便频数、遗精早泄、带下清稀为主要表现，常见于虚劳、腰痛、阳痿、遗精、眩晕、水肿，以及西医学的腰肌劳损、低血压、慢性肾炎、慢性肾衰竭等疾病。食补可选猪肾、鲍鱼、猪骨髓、蜂蜜、蜂王浆、黑芝麻、林蛙、板栗、蛤士蟆油、核桃仁等。

此外，医院营养科可开展中医药膳特色服务，让就餐患者对症进食，使不同病种的和处于不同病程的患者有针对性地选用食品、药品及药膳，即因人而异、因病施膳，保障药食两用物品临床应用的合理性和有效性。

本书从上述101种药食同源物品中选取部分常见、常用者并加以补充，从基本情况、性状鉴别、食疗方法、中药属性、临床应用等角度浅谈对药食两用的认识，同时了解其性味归经、功能主治、用法用量、注意事项等，充分发挥这些物品的保健功能及预防疾病的功效，发挥中医药辨证论治理论的优势，发挥中医药养生保健和预防疾病的功效。

编　者

目　录

八角茴香 ………………………………………… 1

白扁豆 …………………………………………… 5

白果 ……………………………………………… 9

白茅根 …………………………………………… 13

白芷 ……………………………………………… 17

百合 ……………………………………………… 23

荜茇 ……………………………………………… 28

薄荷 ……………………………………………… 33

布渣叶 …………………………………………… 38

草果 ……………………………………………… 42

赤小豆 …………………………………………… 47

大枣 ……………………………………………… 51

代代花 …………………………………………… 56

当归 ……………………………………………… 59

刀豆 ……………………………………………… 64

丁香 …………………………………… 69

冬瓜 …………………………………… 73

榧子 …………………………………… 77

葛根 …………………………………… 81

覆盆子 ………………………………… 86

甘草 …………………………………… 90

高良姜 ………………………………… 95

花椒 …………………………………… 100

火麻仁 ………………………………… 104

姜黄 …………………………………… 108

金银花 ………………………………… 113

菊花 …………………………………… 118

橘皮 …………………………………… 122

橘子 …………………………………… 126

决明子 ………………………………… 130

昆布 …………………………………… 135

莱菔子 ………………………………… 139

六月霜 ………………………………… 143

龙眼肉 ………………………………… 147

芦根 …………………………………… 151

绿豆 …………………………………… 155

罗汉果 ………………………………… 159

麦芽 …………………………………… 164

木瓜 …………………………………… 168

人参 …………………………………… 172

肉豆蔻 ………………………………… 178

肉桂 …………………………………… 183

山奈 …………………………………… 188

山药 …………………………………… 191

山楂 …………………………………… 196

伸筋草 ………………………………… 201

石斛 …………………………………… 206

丝瓜络 ………………………………… 210

松花粉 ………………………………… 214

酸枣 …………………………………… 217

乌梅 …………………………………… 221

西红花 ………………………………… 225

夏枯草 ………………………………… 228

香菜 …………………………………… 232

香菇 …………………………………… 236

香薷 …………………………………… 240

香橼 …………………………………… 245

小茴香 ………………………………… 250

小蓟 …………………………………… 254

薤白 ·· 258

益智仁 ·· 263

薏苡仁 ·· 269

余甘子 ·· 273

玉竹 ·· 277

八角茴香

【基本情况】

八角茴香为木兰科植物八角茴香的干燥成熟果实,由8～9个蓇葖果放射排列于中轴上,直径3.8～4.2厘米,表面红褐色。单一蓇葖果呈小艇状,先端有一较长而向后弯曲的钩状尖头,果皮较薄。种子扁卵形,种皮褐黄色。八角茴香生于温暖湿润的山谷中,分布于福建、广西、广东、贵州、云南等省区,多为人工栽培。秋、冬二季果实由绿变黄时采摘,置沸水中略烫后干燥或直接干燥。

【性状鉴别】

真品八角茴香:多由8～9个蓇葖果呈星芒状放射排列于中轴上,顶端钝尖而平直,上缘开裂,有较短的钩状弯曲果柄;种子为扁卵形,种皮红棕色或黄棕色;闻之香气浓郁,口尝先有辣味而后甜。

伪品莽草:由10～13个蓇葖果排列于中轴上,先端有一较长而向后弯曲的钩状果柄;种子虽也呈扁卵形,但种皮为褐黄色;闻之香气不浓,口尝先有酸味而后甜,不具有辛辣的感觉。

【药用价值】

八角茴香果实含茴香油约5%、脂肪油约22%以及蛋白质、树脂等。茴香油的主要成分为茴香醚,含量为80%～90%。此外,尚有少量甲基胡椒酚、茴香醛、茴香酸、茴香酮、蒎烯、水芹烯、柠檬烯、1,8-桉叶素、黄樟醚等。

性味归经：辛、甘，归肝、肾、脾、胃经。

功能主治：散寒，理气，止痛。主治寒疝腹痛，腰膝冷痛，胃寒呕吐，脘腹疼痛，寒湿脚气。

用法用量：煎汤，3～6克；或入丸、散。外用适量，研末调敷。

注意：阴虚火旺者慎服。

【**食疗方法**】

1.八角拌芹菜腐竹

[原料]八角5克，芹菜200克，腐竹50克，食盐2克，味精1克，米醋3毫升，香油3毫升。

[制法]将八角研磨成粉备用；芹菜、腐竹分别切成段；把芹菜放入沸水中焯一下，装盘，加入腐竹、八角粉、食盐、味精、米醋、香油，搅拌均匀即可。佐餐食用。

[功效]防治高血压、高脂血症等疾病。

2.黄芪八角鱼丝

[原料]草鱼丝400克，黄芪15克，八角5克，韭黄200克。

[制法]黄芪、八角略洗煎汁备用；草鱼去骨、皮，切丝去腥味处理后加黄芪、八角汁少许略腌；草鱼丝上浆，下油锅滑炒，再加入煸炒过的韭黄，调味后略翻即可。

[功效]益气温胃，增强免疫力。

【**临床应用**】

1.治小肠气坠　八角茴香、小茴香各三钱，乳香少许。水(煎)服取汗(《仁斋直指方》)。

2.治疝气偏坠　大茴香末一两，小茴香末一两。用猪脬一个，连尿入二末于内，系定罐内，以酒煮烂，连脬捣丸如梧子大。每服五十丸，白汤下(《卫生杂兴》)。

3.治腰重刺胀　八角茴香，炒，为末，食前酒服二钱(《仁斋直指方》)。

4.治腰痛如刺　八角茴香(炒研)每服二钱，食前盐汤下。外以糯米一二升,炒热,袋盛,拴于痛处(《简便单方》)。

5.治便秘,腹胀如鼓,气促 大麻子(炒,去壳)半两,八角茴香七个。上作末,生葱白三七个,同研煎汤,调五苓散服(《永类钤方》)。

6.治风毒湿气,攻疰成疮,皮肉紫破脓坏,行步无力,皮肉焮热 舶上茴香(炒)、地龙(去土,炒)、川乌头(炮,去皮尖)、乌药(锉)、牵牛(炒)各一两。研杵匀细,酒煮糊为丸,如梧桐子大。每服空心盐汤下十五丸,日二(《脚气治法总要》茴香丸)。

【古籍记载】

1.《本草求真》:"大茴香,据书所载,功专入肝燥肾,凡一切沉寒痼冷而见霍乱。寒疝、阴肿、腰痛,及干、湿脚气,并肝经虚火,从左上冲头面者用之,服皆有效。盖茴香与肉桂、吴茱萸,皆属厥阴燥药,但萸则走肠胃,桂则能入肝肾,此则体轻能入经络也。必得盐引入肾,发出阴邪,故治疝有效。余细嚼审八角茴味,其香虽有,其味甚甘,其性温而不烈,较之吴茱萸、艾叶等味,更属不同,若似八角大茴甘多之味,而谓能除沉寒痼冷,似于理属有碍。盐水炒用,得酒良。"

2.《品汇精要》:"主一切冷气及诸疝痛。"

3.《本草蒙筌》:"主肾劳疝气,小肠吊气挛疼,干、湿脚气,膀胱冷气肿痛。开胃止呕,下食,补命门不足。(治)诸瘘,霍乱。"

4.《医学入门》:"专主腰痛。"

5.《本草正》:"除齿牙口疾,下气,解毒。"

6.《医林纂要》:"润肾补肾,舒肝木,达阴郁,舒筋,下除脚气。"

【民间传说】

2003年底,H5N1病毒禽流感正在全球蔓延,如何防治禽流感,成为各国政府和国际社会面临的一个严峻问题。达菲是瑞士罗氏药厂的产品,也是目前唯一证实有效的禽流感治疗药物。欧洲一些国家甚至出现抢购抗病毒药物达菲的现象,禽流感和达菲成为互联网上最热门的关键词。而生产达菲,离不开一种差不多中国人每家厨房里都有的东西,即八角茴香。这种称为八角茴香的调料含有一种抗亚洲禽流感病毒的重要成分——莽草酸,专家称这是世界上对付禽流感的唯一武器。从八角茴香的种子中萃取分离出莽草酸,再经过化学反应等十余个步骤,才制成达菲。对达菲的大量需求,带动了八角茴香也开始旺销。

【分析点评】

八角茴香具有强烈香味,有驱虫、健胃、祛寒、兴奋神经等功效。除做调味品外,八角茴香还可作为制造香水、牙膏、香皂、化妆品等的工业原料,也可用在医药上,做祛风剂及兴奋剂。云南省八角茴香的产量甚丰,在全国仅次于广西。主产地在文山壮族苗族自治州,尤以富宁县出产数量最多、品质最佳,其果瓣肥壮、色红褐、芳香味浓。八角内外销路均畅。我国所产质地特佳,色紫褐而香味浓烈,畅销世界各国。八角茴香用途甚多,除用做调味品外,也作为罐头的防腐剂,还能提炼茴香油;在医疗上,可以祛寒湿,止疼痛,使精神兴奋,全身血液流动加快。

白 扁 豆

【基本情况】

白扁豆,一种农作物,可晒干,炒后可食用。白扁豆味甘,性微温,有健脾化湿、利尿消肿、清肝明目等功效。白扁豆别名藊豆、白藊豆、南扁豆,为一年生缠绕草本植物扁豆的成熟种子。原产印度、印度尼西亚等热带地区,约在汉晋时期引入我国。秋、冬二季采收成熟果实,晒干,取出种子,再晒干。种子为扁椭圆形或扁卵圆形,表面为淡白色或淡黄色,平滑,略有光泽,一侧边缘有隆起的白色半月形种阜。气微,味淡,嚼之有豆腥味。主要分布于辽宁、河北、山西、陕西、山东、江苏、安徽、浙江、江西、福建、台湾、河南、湖北、湖南、广东、海南、广西、四川、贵州、云南等地。

【性状鉴定】

真品白扁豆:干燥种子外观为扁椭圆形或扁卵圆形,长 8～12 毫米,宽 6～9 毫米,厚约 7 毫米。表面淡白色或淡黄色,平滑,略有光泽,一侧边缘有隆起的白色半月形种阜,占周径的 1/3～1/2,剥去后可见凹陷的种脐;紧接种阜的一端有珠孔,另一端有短的种脊;质坚硬,种皮薄而脆,内有子叶 2 片,肥厚,黄白色,角质;闻之气微,口尝味淡,嚼之有豆腥气。

伪品扁豆:系"进口扁豆",与真品扁豆极其相似,主要区别是伪品的种子较大而扁薄,长 10～15 毫米,宽 7～10 毫米,厚 4～5毫米,与真品有较明显的不同。

【药用价值】

白扁豆营养价值较高,矿物质和维生素含量比大部分根茎菜和瓜菜都高,味亦鲜嫩可口。据中国科学院卫生研究所编写的《食物成分表》,每百克白扁豆含蛋白质 2.8 克、脂肪 0.2 克、糖 5.4 克、能量 35 千卡(约 146.65 千焦)、粗纤维 1.4 克、钙 116 毫克、铁 1.5 毫克、胡萝卜素 0.32 毫克、硫胺酸 0.05 毫克、核黄酸 0.07 毫克、尼克酸 0.7 毫克、抗坏血酸 13 毫克。白扁豆作为滋补佳品,在夏暑又可用于制作清凉饮料。

性味归经:甘、淡,归脾、胃经。

功能主治:健脾和中,化湿。主脾虚生湿,食少便溏,白带过多,暑湿吐泻,烦渴胸闷。

用法用量:煎汤,10～15 克;或生品捣研水绞汁;或入丸、散。外用适量,捣敷。

注意:①白扁豆含有凝集素,有一定毒性,未熟不可食用。②豆类大多益气,治壅滞。

【食疗方法】

1.扁豆茯苓饮

[**原料**]白扁豆 20 克,茯苓 20 克,炒薏苡仁 20 克。

[**制法**]水煎煮,早晚各 1 次。

[**功效**]益气健脾,利湿止泻。适用于气虚体弱,脾胃不足,食欲缺乏,大便稀薄等。

2.扁豆栗子粥

[**原料**]白扁豆 12 克,栗子 10 克,粳米 24 克。

[**制法**]共同煮粥,待粥熟时加入适量红糖烊化服用,每天 1 次。

[**功效**]健脾止泻,化湿止带。适用于脾虚泄泻,形瘦乏力。

3.白扁豆粥

[**原料**]白扁豆 30 克,粳米 60 克。

[**制法**]用水淘洗净,一同下锅熬粥,煮至烂熟食用,每日 2 次。

[**功效**]补益脾胃,和中止泻。适用于脾胃虚弱,慢性久泻,夏暑开胃,滋补健身。

【临床应用】

1.治脾虚湿滞,食少、便溏或泄泻　唯其"味轻气薄,单用无功,必须同补气之药共用为佳。"如参苓白术散(《太平惠民和剂局方》),以本品作为人参、白术等药物的辅助。本品还可用于脾虚湿浊下注之白带过多,宜与白术、苍术、芡实等补气健脾除湿之品配伍。

2.治暑湿吐泻　如《千金备急要方》单用本品水煎服。偏于暑热夹湿者,宜与荷叶、滑石等清暑、渗湿之品配伍。若属暑月乘凉饮冷,外感于寒,内伤于湿之"阴暑",宜配伍散寒解表、化湿和中之品,如香薷散(《太平惠民和剂局方》)以之与香薷、厚朴同用。

【古籍记载】

1.《本草纲目》说:"取硬壳白扁豆,连皮炒熟,入药,""硬壳白扁豆,其子充实,白而微黄,其气腥香,其性温平,得乎中和,脾之谷也。人太阴气分,通利三焦,能化清降浊,故专治中宫之病,消暑除湿而解毒也。其软壳及黑鹊色者,其性微凉,但可供食,亦调脾胃。"

2.《本草新编》:"味轻气薄,单用无功,必须同补气之药共用为佳。"

3.《中国药典》也说白扁豆"健脾胃,清暑湿。用于脾胃虚弱、暑湿泄泻、白带"。

【民间传说】

清代诗人黄树谷《咏扁豆羹》曰:"负郭无农课,他乡学圃能。短墙堪种豆,枯树惜沿藤。带雨繁花重,垂条翠荚增。烹调滋味美,惭似在家僧。谷雨方携子,梅天已发秧。枝枝盘作盖,叶叶暗遮旁。伏日炎风减,秋晨露气凉。连朝憧仆善,采摘报盈筐。"白

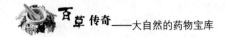

扁豆一生正如诗人所说,却也优雅和潇洒,是一种未经雕琢的新鲜。

【分析点评】

白扁豆一身是宝,果实(白扁豆)、果皮(扁豆衣)、花、叶均可入药。其性味甘淡微温,入脾、胃二经,有补脾胃、和中化湿、消暑解毒的功效,主治脾胃虚弱、泄泻、呕吐、暑湿内蕴、脘腹胀痛、赤白带下等,又能解酒毒。

白　果

【基本情况】

白果,又名鸭脚子、灵眼、佛指柑、银杏、公孙树子,是银杏的种仁。椭圆形,长 1.5～2.5 厘米,宽 1～2 厘米,厚约 1 厘米。表面黄白色或淡黄棕色,平滑坚硬,一端稍尖,另一端钝,边缘有 2～3 条棱线,中种皮(壳)质硬,内种皮膜质。一端淡棕色,另一端金黄色。种仁粉性,中间具小芯,味甘、微苦。白果主要分为药用白果和食用白果两种,药用白果略带涩味,食用白果口感清爽。全国大部分地区有产,主产于广西、四川、河南、山东、湖北、辽宁等地。

【性状鉴定】

干燥的种子呈倒卵形或椭圆形,略扁,长 1.5～2.5 厘米,宽 1.0～1.5 厘米。外壳(种皮)骨质,光滑,表面黄白色或淡棕黄色,基部有一圆点状突起,边缘各有 1 条棱线,偶见 3 条棱线。顶端渐尖,基部有圆点状种柄痕。内种皮膜质,红褐色或淡黄棕色。种仁扁球形,淡黄色;胚乳肥厚,粉质,中间有空隙,胚极小。气无,味微甘、苦。以壳色黄白、种仁饱满、断面色淡黄者为佳。

【药用价值】

白果每 100 克含蛋白质 6.4 克,脂肪 2.4 克,碳水化合物 36 克,粗纤维 1.2 克,蔗糖 52 克,糖 1.1 克,钙 10 毫克,磷 218 毫克,铁 1 毫克,胡萝卜素 320 微克,核黄素 50 微克,以及白果醇、白果酚、白果酸等多种成分。内含有氢氰酸毒素,毒性很强,遇热后毒性降低,故生食银杏果更易中毒。一般中毒剂量为10～50颗,中毒症状出现在进食白果后1～12小时。为预防白果中毒,不宜多吃,更不宜生吃白果。

性味归经:甘、苦、涩,有小毒,归肺、肾经。

功能主治:敛肺定喘,止带缩尿。主哮喘痰嗽,白带,白浊,遗精,尿频,遗尿。

用法用量:煎汤,5～10克,捣碎。

注意:有实邪者忌服。生食或炒食过量可致中毒,小儿误服中毒尤为常见。

【食疗方法】

1. 银杏膏

[原料]白果、茶叶、胡桃仁各120克。

[制法]茶叶研细末,白果、胡桃仁捣烂,加蜂蜜250克,于锅内煎炼成膏。每次服1茶匙,每日2～3次。

[功效]治久年咳嗽咯痰,或用于慢性支气管炎、咳嗽痰稠。

2. 银杏全鸭

[原料]银杏200克,白条鸭1只(约1 000克),猪油50克,胡椒粉、料酒、鸡油、姜、葱、食盐、味精、花椒、清汤、淀粉各适量。

[制法]将银杏去壳放入锅内,用沸水煮熟,捞出去皮膜,切去两头,去芯,再用开水焯去苦水,在猪油锅中炸一下,捞出待用。另将白条鸭洗净,去杂,用食盐、胡椒粉、料酒将鸭身内外拌匀后,放入盘内,加入姜、葱、花椒,上笼蒸1小时取出。拣去姜、葱、花椒,用刀从鸭背脊处切开,去净全身骨头,铺在碗内,齐碗口修圆,修下的鸭肉切成银杏大小的丁颗,与银杏拌匀,放于鸭脯上。将原汁倒入,加汤上笼蒸30分钟,至鸭肉烂熟,即翻入盘中。最后在锅内掺入清汤,加入余下的料酒、盐、味精、胡椒面,用淀粉少许勾芡,放鸡油少许,浇于鸭上即成。

[功效]滋阴养胃,利水消肿,定喘止咳。

【临床应用】

1.治鼻面酒渣　捣烂外敷,夜涂旦洗(《医林类证集要》)。

2.治疗酒刺　白果仁1~2粒,每晚睡前温水洗患处,将白果切出平面,频搓患部,边搓边削去用过部分。

3.治哮喘痰嗽　以本品敛肺定喘,常与宣肺平喘之麻黄为伍,增强其定喘作用。

4.治下元虚惫、带脉失约之腰膝酸冷、赤白带下　本品常与莲子肉、糯米、乌骨鸡等同用;若脾虚挟湿热下注,带下色黄稠,其气腥臭者,常与健脾祛湿、清热止带之芡实、黄柏、车前子等药同用。

【古籍记载】

1.《本草纲目》:"熟食温肺益气,定喘嗽,缩小便,止白浊;生食降痰,消毒杀虫;(捣)涂鼻面手足,去疱泡,皱皱及疥癣疳、阴虱。"

2.《滇南本草》:"大疮不出头者,白果肉同糯米蒸合蜜丸;与核桃捣烂为膏服之,治噎食反胃、白浊、冷淋;捣烂敷太阳穴,治头风眼疼、无名肿毒。"

3.《品汇精要》:"煨熟食之,止小便频数。"

4.《医学入门》:"清肺胃浊气,化痰定喘,止咳。"

5.《本草再新》:"补气养心,益肾滋阴,止咳除烦,生肌长肉,排脓拔毒,消疮疥疽瘤。"

【民间传说】

传说很久以前,浙江天目山区有一位穷苦人家的姑娘叫白果,从小没了爹娘,12岁起给财主放羊,受尽了人间苦难。一天,白果在山坡上放羊时捡到一枚洁白如玉的果核,她觉得奇异,宝贝似的玩了几天,也舍不得扔掉,最后把它种在了一个山坳里。说来也奇,这果核很快就生根发芽,在姑娘的精心照料下,几年过去,便长成了参天大树,枝繁叶茂,秋天还结满了黄澄澄的果子。

有一天,白姑娘赶着羊群来到了这棵大树下,却突然犯了急病,接连咳嗽了十几声后,一口痰塞住咽喉不下,竟昏迷过去。就在这时,只见大树上翩然飘下一位美丽的仙女,手里拿着几颗树上结的果子。接着只见她取出果核,搓成碎末,一点点地喂进白姑娘的口中。说来奇怪,片刻之后,白姑娘痰涌平息,既而慢慢地睁开了眼睛,而仙女看着她笑了笑,就飞上大树不见了。惊异中,白姑娘从地上爬起,感激地看了大树好一会儿。她从树上摘下许多果子,带回村里,遇到有咳嗽痰喘病人便送给他们果核吃,吃了就见效。这棵树的果子在几年的时间里治好了很多病人,白姑娘因而深受百姓喜爱。这事传开后,人们干脆以姑娘的名字白果来称乎这种果子,那结满果子的大树自然就叫白果树了。

【分析点评】

白果果仁含有多种营养元素,除淀粉、蛋白质、脂肪、糖类之外,还含有维生素 C、核黄素、胡萝卜素、钙、磷、铁、钾和镁等,以及银杏酸、白果酚、五碳糖、脂固醇等。具有益肺气、治咳喘、止带虫、缩小便、平皱褶、护血管、增加血流量等作用。多用于支气管哮喘、慢性气管炎、肺结核、白带、淋浊、遗精等疾病。

白 茅 根

【基本情况】

白茅根,为禾本科植物白茅的干燥根茎。本品呈长圆柱形,长30～60厘米,直径0.2～0.4厘米。表面黄白色或淡黄色,微有光泽,具纵皱纹,节明显,稍突起,节间长短不等,通常长1.5～3.0厘米。体轻,质略脆,断面皮部白色,多有裂隙,呈放射状排列;中柱淡黄色,易与皮部剥离。气微,味微甜。适应性强,耐荫、耐瘠薄和干旱,喜湿润疏松土壤,在适宜的条件下,根状茎可长达2～3米或更长,能穿透树根,断节再生能力强。全国各地均有分布。

【性状鉴定】

真品白茅根:呈长圆柱形,有时具分支,表面乳白色至黄白色,有纵沟及微隆起的节痕,体轻,质略脆,不易折断,断面纤维性,中心黄白色,并有一小孔,其外围有一轮小孔,如"车轮"状,外圈与中心极易剥离。

伪品白草:外观上与正品白茅根酷似,都呈长圆柱形,有时具分支,表面乳白色至黄白色,有纵沟及微隆起的节痕,体轻,质略脆,不易折断。白草断面中央有白色髓,有时中空,皮层较窄,无"车轮"状空隙。

【药用价值】

白茅根含淀粉和多量蔗糖、葡萄糖以及少量果糖、木糖、柠檬酸、草酸、苹果酸,其根茎还含甘露醇、薏苡素和芦竹素等成分。

另外,它所含丰富的钾盐有良好的利尿作用,煎液对某些痢疾杆菌有明显的抑制作用。本品具有良好的止血、利尿、抗感染的作用,对病毒性肝炎疗效亦颇佳。

性味归经:甘、寒,归肺、胃、膀胱经。

功能主治:凉血止血,清热利尿。用于血热吐血,衄血,尿血,热病烦渴,肺热咳嗽,胃热呕吐,湿热黄疸,水肿尿少,热淋涩痛。

用法用量:煎服,9～30克,鲜品加倍。止血多炒炭用,清热利尿宜生用。

注意:脾胃虚寒,溲多不渴者忌服。

【食疗方法】

1.白茅根饮

[原料]鲜竹叶、白茅根各10克。

[制法]鲜竹叶和白茅根洗净后,放入保温杯中,以沸水冲泡30分钟,代茶饮。

[功效]利尿。

2.白茅根炖肉

[原料]鲜白茅根50克,猪精肉500克,调味料若干。

[制法]洗净,肉切片,白茅根切成小段,一同放入砂锅,加葱、姜、清水适量,用大火烧沸,再用小火炖至肉熟烂,去葱、姜、白茅根,加入精盐、味精,吃肉喝汤。

[功效]清热利湿。

3.白茅根莲子汤

[原料]马兰头15克,白茅根15克,莲子15克,枣(干)15克,白砂糖5克。

[制法]把马兰头、白茅根择去杂质,分别用水洗净,同放入锅,加水适量,煎煮1小时;去渣,再加入水发去芯莲子、枣,再次调整水量,再煮2小时。一次或分次吃莲子、红枣,加糖喝汤。

[功效]祛邪扶正,止血清热。

4.白茅根粥

[**原料**]鲜白茅根 200 克,粳米 30 克,冰糖适量。

[**制法**]取鲜白茅根去节间小根,洗净切碎入砂锅内煎煮取汁,去渣,入粳米、冰糖煮至粥熟即可,空腹服食。

[**功效**]凉血止血,清热利尿。

【临床应用】

1.治吐血不止　白茅根一握,水煎服之(《千金翼方》)。

2.治血热鼻衄　白茅根汁一合,饮之(《妇人良方》)。

3.治鼻衄不止　白茅根为末,米泔水服 10 克(《太平圣惠方》)。

4.治喘　白茅根一握(生用旋采),桑白皮等份。水二盏,煎至一盏,去滓,食后温服(《太平圣惠方》如神汤)。

5.治温病有热,饮水暴冷哕者　白茅根、葛根(各切)半升,以水四升,煮取二升,稍温饮之,哕止则停(《小品方》茅根汤)。

6.治胃反,食即吐出,上气　芦根、白茅根各 100 克,细切,以水四升,煮取二升,顿服之,得下,良(《备急千金要方》)。

7.治小便热淋　白茅根四升,水一斗五升,煮取五升,适冷暖饮之,日三服(《肘后备急方》)。

【古籍记载】

1.《神农本草经》:"劳伤虚羸,补中益气,除瘀血、血闭寒热,利小便。"

2.《名医别录》:"下五淋,除客热在肠胃,止渴坚筋,妇人崩中。久服利人。"

3.《本草纲目》:"止吐衄诸血,伤寒哕逆,肺热喘急,水肿黄疸,解酒毒。"

【民间传说】

东汉时期,洛阳一带连年荒旱,瘟疫流行。医圣张仲景来到洛阳行医。一个冬天的早晨,有个名叫李生的穷苦孩子找上门来,恳求张仲景为他开一剂灵丹妙药,帮助他转穷为富。张仲景沉思良久,写下一个药方:白茅根,洗净晒干,塞满房屋。李生虽然不明其因,也不好意思问个究竟。回到家里,他四处采挖白茅根,晒干后堆满自己住的破庙。

第二年春季,瘟疫蔓延,许多富豪之家都争先恐后地请张仲景看病,而他开的每张药方里,都用了大量白茅根。其他医生见张圣医如此用药,也都暗中仿效。时间不长,白茅根便成了奇缺的药材,药铺都断货买不到了,张仲景就介绍他们到李生那里购买。等到这场瘟疫过去,李生靠卖药挣到了不少钱,果真过上了好日子。

【分析点评】

白茅根,因其叶子形状如长矛,所以人们称之为"茅";它的花和根是白色的,所以被称为"白茅根"。白茅根的芽、花、根都有很高的药用价值,尤其它的根是治疗各种出血证的良药。白茅根是广东民间春夏间常用以入汤羹的药食兼备之品,其性寒味甘,入肺、胃、小肠经,为利水渗湿之物,具有凉血、清热、利尿的效用。

白　芷

【基本情况】

白芷为伞形科植物白芷或杭白芷的干燥根,基生叶一,羽状分裂,复伞形花序顶生或侧生,果实长圆形至卵圆形,以根入药。常生长于林下、林缘、溪旁、灌丛及山谷地,国内北方各省多有栽培。白芷喜温和湿润的气候及阳光充足的环境,耐寒,分布在中国大陆的东北及华北等地,生长于海拔200～1 500米的地区。

【性状鉴定】

真品白芷:外观呈类圆锥形而无明显的棱骨,长10～24厘米,直径1.5～2.0厘米,有时附有支根,顶端有凹洼的茎痕,也有多数同心环状的纹理。表面黄色或淡棕色,有众多皱纹,分布有少数长0.5～1.0厘米的皮孔样横向突起,突起处色较深,有时有支根切除的痕迹,呈淡棕色;质坚硬而较轻;断面粉质,全部为淡棕色,密布棕色油点,形成层环状,层环为明显的棕色,木质部约占横断面的1/3,射线紧密,自中心向四周辐射;闻之气味芳香,口尝味辛,微有苦味。

伪品岩白芷:外观呈圆柱形或圆锥形,稍弯曲,表面黄棕色或红棕色,根头部有环纹,四周有少数呈毛状的基生叶柄残基;质脆,易折断,断面皮部白色,木部黄白色,有少数裂隙;闻之气微,无芳香味,口尝味淡而后口甜。

【药用价值】

白芷含挥发油、香豆素及其衍生物,如当归素、白当归醚、欧前胡乙素、白芷毒素等;还含有挥发油,油中有 3-亚甲基-6-环己烯、十一炭烯-4、榄香烯、十六烷酸、壬烯醇等。用于头痛、牙痛、鼻渊、肠风痔漏、赤白带下、痈疽疮疡、皮肤瘙痒。白芷还有美容功效,挑选大而色纯白无霉迹的白芷,取其根部,碾为极细末,掺入一小瓶普通护肤品中,充分搅拌和匀,坚持使用,有一定的增白效果。

性味归经:辛、温,归肺、胃、大肠经。

功能主治:解表散寒,祛风止痛,通鼻窍,燥湿止带,消肿排脓。治头痛,眉棱骨痛,齿痛,鼻渊,寒湿腹痛,肠风痔漏,赤白带下,痈疽疮疡,皮肤燥痒,疥癣。

用法用量:煎汤,4～10克;或入丸、散。外用适量,研末撒或调敷。

注意:阴虚血热者忌服。

【食疗方法】

1.川芎白芷蜜饮

[**原料**]川芎15克,白芷10克,细辛5克,苍耳子10克,蜂蜜30克。

[**制法**]将川芎、白芷、细辛、苍耳子分别拣杂、洗净、晾干或晒干、切碎后,同放入砂锅,加水浸泡片刻,煎煮30分钟;用洁净纱布过滤,去渣,取滤汁放入容器;待其温热时,兑入蜂蜜,拌和均匀即成。早晚分2次服。

[**功效**]行气通窍,活血止痛。

2.川芎白芷鱼头汤

[**原料**]鱼头1个,猪瘦肉100克,川芎3克,白芷5克,山药5克,枸杞子5克,党参5克,调味料若干。

[**制法**]先将鱼头和氽过的猪肉过油煎炒,然后加入高汤或开水,水开后将鱼头和肉捞至汤罐中,再把洗净的药料放入锅中,煮熟后将汤和药料倒进罐中,文火煮90分钟,出锅前加入盐、味精、

鸡精等调味料即可。

[**功效**]健脾益气,填益肾精。

3.白芷当归鲤鱼汤

[**原料**]白芷 15 克,北黄芪 12 克,当归、枸杞子各 8 克,红枣 4 个,鲤鱼 1 条,生姜 3 片,盐适量。

[**制法**]各药材洗净,稍浸泡,红枣去核;鲤鱼宰洗净,去肠杂等,置油锅慢火煎至微黄。一起与生姜放进瓦煲里,加入清水 2 000 毫升(约 8 碗量),武火煲沸后,改为文火煲约一个半小时,调入适量食盐便可。

[**功效**]通经活血,滋补肝肾。

【临床应用】

1.治头痛及目睛痛　白芷四钱,生乌头一钱。上为末,每服一字,茶调服。有人患眼睛痛者,先含水,次用此搐入鼻中,其效更速(《朱氏集验医方》白芷散)。

2.治诸风眩晕,妇人产前产后乍伤风邪,头目昏重及血风头痛,暴寒乍暖,神思不清,伤寒头目昏晕等证　香白芷(用沸汤泡洗四五遍)为末,炼蜜和丸如弹子大。每服一丸,多用荆芥点腊茶细嚼下(《百一选方》都梁丸)。

3.治半边头痛　白芷、细辛、石膏、乳香、没药(去油)。上各味等份,为细末,吹入鼻中,左痛右吹,右痛左吹(《种福堂公选良方》白芷细辛吹鼻散)。

4.治眉框痛,属风热与痰　黄芩(酒浸炒)、白芷。上为末,茶清调二钱(《丹溪心法》)。

5.治鼻渊　辛夷、防风、白芷各八分,苍耳子一钱二分,川芎五分,北细辛七分,甘草三分。白水煎,连服四剂。忌牛肉(《疡医大全》)。

6.治肠风　香白芷为细末,米饮调下(《百一选方》)。

7.治大便风秘　香白芷炒为末,每服二钱,米饮入蜜少许,连进二服(《十便良方》)。

8.治痔肿痛　先以皂角烟熏之,后以鹅胆汁调白芷末涂之(《医方摘要》)。

9.治带下,肠有败脓,淋露不已,腥秽殊甚,脐腹冷痛,须此排脓　白芷一两,单叶红蜀葵根二两,芍药根(白者)、白矾各半两(矾烧枯,别研)。上为末,同以蜡丸如梧子大,空肚及饭前,米饮下十丸或十五丸。候脓尽,仍别以他药补之(《本草衍义》)。

10.治肿毒热痛　醋调白芷末敷之(《卫生易简方》)。

【古籍记载】

1.《本草纲目》:"白芷,色白味辛,行手阳明;性温气厚,行足阳明;芳香上达,入手太阴肺经。如头、目、眉、齿诸病,三经之风热也;如漏、带、痈疽诸病,三经之湿热也;风热者辛以散之,湿热者温以除之。为阳明主药,故又能治血病、胎病,而排脓生肌止痛。治鼻渊、鼻衄、齿痛、眉棱骨痛,大肠风秘,小便出血,妇人血风眩晕,翻胃吐食;解砒毒,蛇伤,刀箭金疮。"

2.《本草经疏》:"白芷,味辛气温无毒,其香气烈,亦芳草也。入手足阳明、足太阴,走气分,亦走血分,升多于降,阳也。性善祛风,能蚀脓,故主妇人漏下赤白。辛以散之,温以和之,香气入脾,故主血闭阴肿,寒热,头风侵目泪出。辛香散结而入血止痛,故长肌肤。芬芳而辛,故能润泽。辛香温散,故疗风邪久泻,风能胜湿也。香入脾,所以止呕吐。疗两胁风痛,头眩目痒,祛风之效也。"

3.《本草汇言》:"白芷,上行头目,下抵肠胃,中达肢体,遍通肌肤以至毛窍,而利泄邪气。如头风头痛,目眩目昏;如四肢麻痛,脚弱痿痹;如疮溃糜烂,排脓长肉;如两目作障,痛痒赤涩;如女人血闭,阴肿漏带;如小儿痘疮,行浆作痒,白芷皆能治之。性味辛散,如头痛、麻痹、眼目、漏带、痈疡诸症,不因于风湿寒邪,而因于阴虚气弱及阴虚火炽者,俱禁用之。"

4.《本草求真》:"白芷,气温力厚,通窍行表,为足阳明经祛风散湿主药。故能治阳明一切头面诸疾,如头目昏痛,眉棱骨痛,暨牙龈骨痛,面黑瘢疵者是也。且其风热乘肺,上烁于脑,渗为渊涕;移于大肠,变为血崩血闭,肠风痔瘘痈疽;风与湿热,发于皮肤,变为疮疡燥痒;皆能温散解托,而使腠理之风悉去,留结之痈肿潜消,诚祛风上达、散湿火要剂也。"

【民间传说】

有一位看起来已过 30 岁的秀才,时常感到头沉重并伴有头痛。刚有这种感觉的时候,他还以为是因为读书过劳造成的,因此并没有在意。但随着时间的推移,头痛加剧,同时面部发麻,从头后部及两肋滴滴答答地流出冷汗,痛得他简直难以忍受,家里仆人忙请来医生为他诊治。相继请来了数位医生,诊脉,开药,但秀才服药后,丝毫未见效果。友人见状,给他介绍了湖北巫山一位专治头痛的名医。秀才在劝导下,随家人前往巫山求医。秀才见到医生后,呻吟并乞求医生。医生将秀才留下,开始为他治病。被安排在病室住下的秀才,接过医生从药箱中取出的小拇指头大小的药丸,放在口中慢慢地咀嚼后,用荆芥汤服下。当秀才把药丸放入口中咀嚼时,有一种特殊的香气直通鼻窍,使人感到一股清新之气直达脑海,好不惬意。翌日下午,秀才的脸上终于露出了往日的正常表情。他暗自揣摩,原先经数位医生诊治都无法解除的头痛,在这儿只靠几粒药丸即止住了,真是名不虚传的名医。其药神效,立竿见影,可又让人琢磨不透。用石臼粉碎的药材,正是秀才白天在棚子里看见的那种带有茎叶的白色的根,不分大小,碾成细粉,再加热蜂蜜,搅拌,转眼间就制成了药丸,然后放在木制盘里干燥。转天清晨,秀才被医生从梦中叫醒。他看到医生站在床前,急忙起身,坐在床上。"关于这种药,我想你好像已经知道了。那么我也就不再对你隐瞒了。"医生说着,脸上浮现出一种从未有过的安心表情。"这种药,是我家传的秘方,它具有很强的止痛效果。可是,很遗憾,这种药材的名字没能传下来。在你刚来的时候,我曾提出过不许提任何问题的条件。我在想,没有不知道药材名称的医生吧?你是从郡办学校毕业的秀才,我想求你一件事,给这种药材起个恰当的名字。所以,这么早就跑到你这里来了,请你一定不要介意。今天我要是不对你说此事,我想你一定要回家了。"一直在默默地听医生说话的秀才,此时紧紧地握住了医生的双手:"正如先生所说,昨天,我确实在院子的药棚里,初次见到了治疗我头痛的草药。您让我给这个草药起个名字,真让我从心里高兴。其实我也不知道这种草叫什么。如果真是要给它命名,就叫它'香白芷',您看如何?让我简单地解释一下它的含义:'香'是这种草药本身具有的独特香气;'白'是这种药材的颜色;最后一字'芷'吗,即所谓最初长出的根的意思。"医生听了秀才的话,拍手大笑起来,别提有多么高兴了。就这样,叫作"香白芷"的镇痛药,从此以后成了巫山的特有药材,并在全国各地广泛使用了。

【分析点评】

白芷具有祛风散寒,通窍止痛,活血排脓,生肌止痛,燥湿止带的作用。主要用于头痛、牙痛、鼻渊、肠风痔漏、赤白带下、痈疽疮疡、皮肤瘙痒。现代药理研究证明,白芷还具有消炎、解热镇痛等作用。白芷外用可美容。《本草纲目》谓白芷"长肌肤,润泽颜色,可作面脂",古代美容方中多用之。

百　合

【基本情况】

百合为百合科植物百合或细叶百合的肉质鳞叶,原产于中国,主要分布在亚洲东部、欧洲、北美洲等北半球温带地区,全球已发现至少 120 个品种,其中 55 种产于中国。鳞茎含丰富淀粉,可食,亦做药用。喜凉爽,较耐寒。高温地区生长不良。喜干燥,怕水涝。主产于湖南、四川、河南、江苏、浙江,全国各地均有种植,少部分为野生资源。

【性状鉴定】

真品百合:干燥的鳞叶外形呈长椭圆形、披针形或长三角形,长 2～4 厘米,宽 0.5～1.5 厘米,肉质肥厚,中心部位比较厚,边缘薄而成波浪状,或向内卷曲;表面乳白色或淡黄棕色,光滑细腻,略有光泽,瓣内有数条平行的纵向白色维管束;质坚硬而稍脆,折断面较平整,黄白色似蜡样;闻之气微,口尝味甘微苦。

伪品百合:外形呈不规则卵圆形,高 2.5～3.0 厘米,直径 3.5～4.0 厘米;鳞片披针形,长 1.5～2.0 厘米,宽 4～6 毫米,表面为白色,虽也光滑,但脉纹只有 3 条,有节;质脆但不坚硬;口尝淡而无味。

【药用价值】

百合鳞茎含秋水仙碱等多种生物碱及淀粉、蛋白质、脂肪等。麝香百合的花药含有多种类胡萝卜素,其中大部分是顺花药黄质酯,占 91.7%～94%。卷丹的花药含水分 2.68%,灰分 4.17%,

蛋白质 21.29%,脂肪 12.43%,淀粉 3.61%,还原糖 11.47%,维生素 B_1 443 微克,B_2 1829 微克,泛酸 306 微克,维生素 C 21.2 毫克,并含 β 胡萝卜素等。

性味归经:甘,微寒。归心、肺经。

功能主治:养阴润肺,清心安神。主阴虚久嗽,痰中带血;热病后期,余热未清;或情志不遂所致的虚烦惊悸、失眠多梦、精神恍惚;痈肿;湿疮。

用法用量:煎汤,6～12 克;或入丸、散;亦可蒸食、煮粥。外用适量,捣敷。

注意:风寒咳嗽及中寒便溏者忌服。

【食疗方法】

1. 小米百合粥

[原料]新鲜百合适量,小米适量,冰糖少许。

[制法]将百合剥开洗净,小米轻淘洗净,锅中放水,加入小米后熬粥 30 分钟,加入洗净的百合继续熬煮 5 分钟,加入适量冰糖,关火后即可食用。

[功效]滋阴润燥,清热解毒。

2. 炒百合

[原料]百合 50 克,里脊片 50 克,蛋清、淀粉、调味料适量。

[制法]将百合、里脊片用盐、蛋清抓渍,湿淀粉拌和,同入油锅中翻炒至熟,加入适量的调味料即成。

[功效]补益五脏,养阴清热。

【临床应用】

1. 治咳嗽不已,或痰中有血　款冬花、百合(焙,蒸)等份。上为细末,炼蜜为丸,如龙眼大。每服一丸,食后临卧细嚼,姜汤咽下,噙化尤佳(《济生方》百花膏)。

2. 治支气管扩张、咯血　百合二两,白及四两,蛤蚧粉二两,

百部一两。共为细末,炼蜜为丸,每重二钱,每次一丸,日三次
(《新疆中草药手册》)。

3.治肺病吐血 新百合捣汁,和水饮之,亦可煮食(《卫生易简方》)。

4.治背心前胸热,咳嗽咽痛,咯血,恶寒,拇指循白肉际间上肩背至胸前如火烙 熟地、生地、归身各三钱,白芍、甘草各一钱,桔梗、元参各八分,贝母、麦冬、百合各钱半。如咳嗽,初一二服,加五味子二十粒(《慎斋遗书》百合固金汤)。

5.治肺脏壅热烦闷 新百合四两,用蜜半叠,拌和百合,蒸令软,时时含如枣大,咽津(《太平圣惠方》)。

6.治百合病发汗后者 百合七枚(擘),知母三两(切)。上先以水洗百合,渍一宿,当白沫出,去其水,更以泉水二升,煎取一升,去渣;别以泉水二升煎知母,取一升;去渣后,合和煎取一升五合,分温再服(百合知母汤)。

7.治百合病吐之后者 百合七枚(擘),鸡子黄一枚。上先以水洗百合,渍一宿,当白沫出,去其水,更以泉水二升,煎取一升,去渣,内鸡子黄,搅匀,煎五分,温服(百合鸡子汤)。

8.治百合病下之后者 百合七枚(擘),滑石三两(碎,绵裹),代赭石如弹丸大一枚(碎,绵裹)。上先以水洗百合,渍一宿,当白沫出,去其水,更以泉水二升,煎取一升,去渣;别以泉水二升煎滑石、代赭,取一升;去渣后,合和重煎,取一升五合,分温服(滑石代赭汤)。

9.治百合病不经吐下发汗,病形如初者 百合七枚(擘),生地黄汁一升。上以水洗百合,渍一宿,当白沫出,去其水,更以泉水二升煎取一升,去渣,内地黄汁煎取一升五合,分温再服,中病勿更服,大便当如漆(百合地黄汤)。

【古籍记载】

1.《神农本草经》:"主邪气腹胀、心痛。利大小便,补中

益气。"

2.《名医别录》:"除浮肿腹胀,痞满,寒热,通身疼痛,及乳难,喉痹,止涕泪。"

3.《药性论》:"除心下急、满、痛,治脚气,热咳逆。"

4.《食疗本草》:"主心急黄。"

5.《日华子本草》:"安心,定胆,益志,养五脏。治癫邪啼泣、狂叫,惊悸,杀蛊毒气,燀乳痈、发背及诸疮肿,并治产后血狂运。"

6.《本草衍义》:"治伤寒坏后百合病。"

【民间传说】

相传很久以前,有一伙海盗抢劫了一个渔村,他们抢了很多财物粮食,又将村里的妇女和儿童劫到了一座孤岛。他们玩乐了几天就又离开海岛去抢劫,知道这些妇女和孩子没有办法逃走,就倾巢而出。没想到第二天狂风大作,那伙强盗一个也没躲过去,全掉进大海喂了鱼。起初不见海盗的踪影村民还很高兴,可是等他们把贼窝里的粮食吃光后,又犯起愁来。岛上抢来的金银财宝很多,可不能吃呀!他们就在岛上四处找吃的。岛上到处都长着一种野草,有的还开着漂亮的花,那野草根就像大大的蒜头,除此之外就再没找到可以吃的东西。村民饿得头昏眼花,挖来草根煮熟一尝,挺香,还有甜味。他们惊讶地发现这种东西不但像米饭一样解饿,就连原先几个身体瘦弱的村民,吃了这种东西也都健壮起来了。于是,他们就靠这种草根活了下来。第二年,有一条采药船偶然来到孤岛,他们就用这种草根接待了采药人。采药人发现这种草根有润肺止咳、清心安神的作用。后来,采药人找来大船把他们接回陆地,并且带回许多"大蒜头",还用这些"蒜头"治好村里那些痨伤咯血的病人。可是这药还没有名字,采药人一算,从岛上救回的妇女和孩子,合起来一共百人,就把它称为"百合"了。

【分析点评】

百合为百合科植物百合、细叶百合、麝香百合及其同属多种植物鳞茎的鳞叶,具有润肺止咳,清心安神的作用。治肺痿久嗽,咳唾痰血;热病后余热来清,虚烦惊悸,神志恍惚;脚气浮肿。也可用于治疗肺燥或阴虚之咳嗽、咯血,以及热性病后余热不清、虚烦不眠、神志恍惚等。

荜 茇

【基本情况】

荜茇为多年生草质藤本,别名毕勃、荜菝、荜拨,属胡椒科,为攀援藤本,长达数米。荜茇果穗圆柱形,表面黑褐果聚成,断面微红香特异茎下部匍匐,枝横卧,质柔软,有棱角和槽,幼时密被短柔毛。茎细如箸,叶似蒌叶,子似桑葚,八月采,果穗可入药。产于云南东南至西南部,广西、广东和福建有栽培。

【性状鉴定】

真品荜茇:果穗呈圆柱状,稍弯曲,长 1.5～3.5 厘米,直径 0.3～0.5 厘米。总果柄多已脱落。表面黑褐色,由多数细小的瘦果聚集而成,排列紧密整齐,形成交错的小突起。小瘦果略呈圆球形,被苞片,直径约 1 毫米;质坚硬,断面微红,胚乳白色;闻之有异香,味麻辣,类似胡椒。

伪品假蒟:外观呈长椭圆形,长 0.8～2.0 厘米,直径 0.4～0.8 厘米,身长比正品短,基部近无果柄,表面黑棕色或黄棕色,亦有多数卵形或球形小浆果样突起,但排列不整齐,表面亦无苞片;质较硬而脆,易折断,断面可见球状红棕色种子;闻之无真品荜茇的特殊香气,仅有微香,辣味也稍逊正品,且无麻舌的感觉。

【药用价值】

荜茇果实含胡椒碱、棕榈酸、四氢胡椒酸、1-十一碳烯基-3,4-甲撑二氧苯、哌啶、挥发油。荜茇还含 N-异丁基癸二烯酰胺、芝麻素。有温中散寒,下气止痛之效。用于脘腹冷痛,呕吐,泄泻,偏头痛,外治牙痛。

性味归经:辛,热。归胃经、大肠经。

功能主治:温中散寒,下气止痛。主治脘腹冷痛,呕吐,泄泻,头痛,牙痛,鼻渊,心绞痛。

用法用量:煎汤,1～3克;或入丸、散。外用适量,研末搐鼻;或为丸纳龋齿孔中,或浸酒擦患处。

注意:实热郁火、阴虚火旺者均忌服。

【食疗方法】

1. 荜茇烧黄鱼

[**原料**]大黄鱼 500 克,荜茇 10 克,砂仁 10 克,陈皮 10 克,胡椒适量,调味料适量。

[**制法**]把荜茇、砂仁、陈皮、胡椒装入鱼腹,并放入葱、盐、酱油各适量,锅放油烧热,下鱼煎熟,加水适量,炖熟即可。

[**功效**]益气补中,行气开胃。

2. 白羊肾羹

[**原料**]肉苁蓉 50 克,荜茇 10 克,草果 10 克,陈皮 5 克,胡椒 10 克,白羊肾 2 对,羊脂 200 克,食盐、葱、酱油、酵母、姜各适量。

[**制法**]将白羊肾、羊脂洗净。将肉苁蓉、陈皮、荜茇、草果、胡椒装入纱布袋内,扎住口后,与白羊肾、羊脂一同放入锅内,加水适量,用武火烧沸,文火炖熬;待羊肾熟透时,放入葱、姜、酵母、酱油,如常法制羹。

[**功效**]壮肾,暖脾胃。适用于肾虚阳道衰败(阳痿)、腰膝无力、脾虚食少、胃寒腹痛等症。

【临床应用】

1. 治伤寒积冷,脏腑虚弱,心腹疼痛,胁肋胀满,泄泻肠鸣,自利自汗,米谷不化 荜拨四斤,高良姜、干姜(炮)各六斤,肉桂(去粗皮)四斤。上为细末,水煮面糊为丸,如梧桐子大。每服二十粒,米饮汤下,食前服之(《太平惠民和剂局方》大巳寒丸)。

2.治飧泄气痢,腹胀满,不下食　荜拨半两,肉豆蔻(去壳,半生半煨)一两,干姜(炮)半两,诃黎勒(半生半炮,去核)一两,白术三分,甘草(半生半炙,锉)半两,木香(半生半炒)一两。上七味,捣罗为散。每服二钱匕,空心米饮调下,日晚再服(《圣济总录》荜拨散)。

3.治气痢　牛乳半斤,荜拨三钱。同煎减半,空腹顿服(《独异志》)。

4.治脾虚呕逆,心腹痛,面色青黄,腰胯冷痛　荜拨、木香、附子(炮裂,去皮脐)、胡椒、桂(去粗皮)、干姜(炮)、诃黎勒皮(焙)各半两,厚朴(去粗皮、生姜汁炙)一两半。上八味,捣罗为末,炼蜜和丸如梧桐子大。每服空心粥饮下十五丸,日三(《圣济总录》荜拨丸)。

5.治虚劳脾胃宿冷,不思饮食,四肢怠惰,心下胀满,脐下结痛及痃癖气块等病　荜拨(炒)、诃子(煨,去子核)、干姜(炮裂)、人参各一两,桂枝(去粗皮)、白茯苓(去黑皮)、胡椒各半两。上七味,捣罗为末,炼蜜和丸梧桐子大。每服二十丸,米饮下,空心食前(《圣济总录》荜拨丸)。

6.治妇人血气不和,疼痛不止,及下血无时,月水不调　荜茇(盐炒)、蒲黄(炒)。上等份,为末,炼蜜和丸梧桐子大。每服三十丸,空心温酒吞下;如不能饮,米汤下(《普济方》二神丸,一名荜拨丸)。

【古籍记载】

1.《本草纲目》:"荜茇,为头痛、鼻渊、牙痛要药,取其辛热能入阳明经散浮热也。"

2.《本草正》:"荜茇,其味大辛,须同参、术、归、地诸甘温补剂用之尤效。"

3.《本草便读》:"荜拨,大辛大热,味类胡椒,入胃与大肠,阳明药也。温中散寒,破滞气,开郁结,下气除痰,又能散上焦之浮热,凡一切牙痛、头风、吞酸等症,属于阳明湿火者,皆可用此以治之。"

4.《本草正义》:"荜茇,脾肾虚寒之主药。惟《濒湖》谓是头痛、鼻渊要药,取其辛热能入阳明而散浮热。按头痛固有真寒一证之宜用大辛大温者,但鼻渊、牙痛,本皆火证,古人偶用辛散之药,盖亦反佐之义,用作向导,濒湖竟以为散浮热,恐是误会,石顽和之,非也。"

5.《本草拾遗》:"温中下气,补腰脚,消食,除胃冷,阴疝,痃癖。"

6.《海药本草》:"主老冷心痛,水泻,虚痢,呕逆醋心,产后泄利。"

【民间传说】

唐朝贞观年间,太宗李世民苦于痢疾缠身,医无效,下诏重赏求治。一小官张宝藏,自己患痢疾,久治不愈,用牛乳、荜茇饮服而愈,便应诏自荐献方。太宗服后病愈,龙颜大喜,便令宰相魏征授予张宝藏为五品官。魏征不服,没有及时落实。一个月后,太宗病复发,又服其药,药到病除,问献方人五品为何不办。魏征惊推说:"不知是五品文,还是五品武,故未授。"

太宗大怒:"治好宰相病,能封三品,治好我的病,连五品官都不能授,难道我不如你们吗?"随即封张宝藏三品,为鸿胪寺卿(鸿胪寺卿主管朝祭礼仪)。此方由波斯传入中国。牛奶性凉,有补益虚损、润大肠治痢之功,而荜茇味辛大热,可温中暖胃,多用来治呕吐泄泻、胃寒腹痛。李时珍认为:"乳煎荜茇,治气痢有效。盖一寒一热,能和阴阳。"现代研究,因为荜茇含有挥发油,有较强的抑制痢疾杆菌作用;牛乳润大肠,利于排大肠之毒。

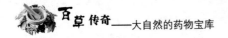

【分析点评】

荜茇是胡椒科植物荜茇的果穗,是一种一两寸长、筷子般粗细的褐色小棒,掰开看,里面嵌着芝麻粒似的小籽。它有胡椒一样的辣味。人们常把它作为煮肉的作料之一。荜茇作为一种中药,为镇痛健胃药,味辛性热,无毒,临床上常用于胃寒引起的腹痛、呕吐、腹泻、心绞痛、神经性头痛及牙痛等。

薄　荷

【基本情况】

薄荷,土名叫"银丹草",为唇形科植物,即同属其他干燥全草。全株青气芳香。叶对生,花小淡紫色,唇形,花后结暗紫棕色的小粒果。大棚温室采摘的薄荷又是春节餐桌上的鲜菜。多生于山野湿地河旁,根茎横生地下,多生于 2 100 米海拔高度,但也可在 3 500 米海拔上生长,其生长最适宜温度为 25℃～30℃。气温低于 15℃时生长缓慢,高于 20℃时生长加快。在 20℃～30℃时,只要水肥适宜,温度越高生长越快。薄荷为长日照作物,性喜阳光。

薄荷对温度适应能力较强,其根茎宿存越冬,能耐－15℃低温。低温可促进薄荷开花,且利于薄荷油、薄荷脑的积累。薄荷广泛分布于北温带地区,中国各地均有分布。中国各地多有栽培,其中江苏、安徽为传统产区,但栽培面积日益减少。俄罗斯远东地区,朝鲜,日本及北美洲(南达墨西哥)也有分布。

【性状鉴定】

真品薄荷:茎基呈方柱形,长 60～90 厘米,表面紫褐色或绿色,全株密生白色柔毛。质轻脆,易折断,断面白色,常中空。叶对生,具短柄,叶片皱缩或破碎,完整叶呈长椭圆形或卵圆形,叶端尖,边缘具锯齿;表面暗绿色,背面略浅,有稀毛。质脆易碎,有强烈薄荷香气,味辛凉。

伪品留兰香:留兰香的叶子颜色比较深,叶脉比较明显,叶子形状较圆,比较厚,看似粗糙,有明显褶皱。留兰香基本没有凉味。

【药用价值】

薄荷鲜叶含薄荷油 1.0%～1.46%。薄荷油中主成分为左旋薄荷醇,含量 62.3%～87.2%,还含左旋薄荷酮、异薄荷酮、胡薄荷酮、乙酸癸酯、乙酸薄荷酯、苯甲酸甲酯、α-及 β-蒎烯、β-侧柏烯、3-戊醇、2-已醇、3-辛醇、右旋月桂烯、柠檬烯及桉叶素、α-松油醇等。幼嫩茎尖可作为菜食,全草又可入药,治感冒发热喉痛、头痛、目赤痛、肌肉疼痛、皮肤风疹瘙痒、麻疹不透等症。此外,对痈、疽、疥、癣、漆疮亦有效。薄荷还含有薄荷醇,该物质可清新口气并具有多种药性,可缓解腹痛、胆囊问题如痉挛,还具有防腐杀菌、利尿、化痰、健胃和助消化等功效。大量食用薄荷可导致失眠,但小剂量食用却有助于睡眠。

性味归经:辛,凉。归肺、肝经。

功能主治:宣散风热,清头目,透疹。用于风热感冒,风温初起,头痛,目赤,喉痹,口疮,风疹,麻疹,胸胁胀闷。

用法用量:3～6 克,入煎剂宜后下。

注意:①阴虚血燥,肝阳偏亢,表虚汗多者忌服薄荷叶。②妊娠期间的妇女应避免使用。此外,薄荷中的有效成分容易因受热而挥发失效,所以宜在水滚后再放入。其具醒脑、兴奋的效果,故晚上不宜摄入过多,以免造成睡眠困难。

【食疗方法】

1. 薄荷粥

[原料]鲜薄荷 30 克或干品 15 克,清水 1 升,粳米 150 克。

[制法]薄荷加水 1 升用中火煎至约 0.5 升,冷却后捞出薄荷留汁。用 150 克粳米煮粥,待粥将成时,加入薄荷汤及少许冰糖,煮沸即可。

[功效]清新怡神,疏风散热,增进食欲,帮助消化。

2. 薄荷鸡丝

[原料]鸡胸肉 150 克,薄荷梗 150 克,蛋清、淀粉、调味料适量。

[**制法**]鸡胸肉切成细丝,加蛋清、淀粉、精盐拌匀待用。薄荷梗洗净,切成同样的段。锅中油烧至五成热,将拌好的鸡丝倒入过油。另起锅,加底油,下葱姜末,加料酒、薄荷梗、鸡丝、盐、味精略炒,淋上花椒油即可。

[**功效**]消火解暑。

3.薄荷糕

[**原料**]糯米、绿豆各 500 克,薄荷 15 克,白糖 25 克,桂花少许。

[**制法**]先将绿豆煮至烂熟,再加入白糖、桂花和切碎的薄荷叶做成馅备用。把糯米焖熟,放入盒内晾凉,然后用糯米饭包豆沙馅,用木槌压扁即成。

[**功效**]清凉,疏风散热,清咽利喉。

【临床应用】

1.治风热　清上化痰,利咽膈。薄荷末炼蜜丸,如芡子大,每噙一丸。白砂糖和之亦可(《简便单方》)。

2.治眼弦赤烂　薄荷以生姜汁浸一宿,晒干为末,每用一钱,沸汤泡洗(《明目经验方》)。

3.治瘰疬结成颗块,疼痛,穿溃,脓水不绝,不计远近　薄荷一束如碗大(阴干),皂荚十挺(长一尺二寸不蛀者,去黑皮,涂醋,炙令焦黄)。捣碎,以酒一斛,浸经三宿,取出曝干,更浸三宿,如此取酒尽为度,焙干,捣罗为散,以烧饭和丸,如梧桐子大。每于食前,以黄芪汤下二十丸,小儿减半服之(《太平圣惠方》薄荷丸)。

4.治风气瘙痒　大薄荷、蝉蜕等份为末,每温酒调服一钱(《永类钤方》)。

5.治血痢　薄荷叶煎汤单服(《普济方》)。

6.治衄血不止　薄荷汁滴之,或以干者水煮,绵裹塞鼻(《本事方》)。

【古籍记载】

1.《本草纲目》:"薄荷,辛能发散,凉能清利,专于消风散热。

故于头痛,头风,眼目、咽喉、口齿诸病,小儿惊热,及瘰疬、疮疥为要药。"

2.《本草经疏》:"薄荷,辛多于苦而无毒。辛合肺,肺合皮毛,苦合心而从火化,主血脉,主热,皆阳脏也。贼风伤寒,其邪在表,故发汗则解。风药性升,又兼辛温,故能散邪辟恶。辛香通窍,故治腹胀满、霍乱。"《食疗》引为能"去心家热,故为小儿惊风、风热家引经要药。辛香走散,以通关节,故逐贼风、发汗者,风从汗解也。本非脾胃家药,安能主宿食不消?上升之性,亦难主下气;劳乏属虚,非散可解,三疗俱非,明者当子别之。"又:"病人新瘥勿服,以其发汗虚表气也。"咳嗽若因肺虚寒客之而无热症者勿服,以其当补而愈。阴虚发热勿服,以出汗则愈竭其津液也。脚气类、伤寒勿服,以其病主下而属脾故也。血虚头痛,非同诸补血药不可用。小儿身热由于伤食者不可用,小儿身热因于疳积者不可用。小儿痘疮诊得气虚者,虽身热初起,亦不可用。

3.《药品化义》:"薄荷,味辛能散,性凉而清,通利六阳之会首,祛除诸热之风邪。取其性锐而轻清,善行头面,用治失音,疗口齿,清咽喉。同川芎达巅顶,以导壅滞之热。取其气香而利窍,善走肌表,用消浮肿,散肌热,除背痛,引表药入营卫以疏结滞之气。"

4.《本草求真》:"薄荷,气味辛凉,功专入肝与肺。故书载辛能发散,而于头痛、头风、发热恶寒则宜,辛能通气,而于心腹恶气、痰结则治;凉能清热,而于咽喉、口齿、眼、耳病,瘰疹,疮疥,惊热,骨蒸,衄血则妙。是以古方逍遥,用此以为开郁散气之具;小儿惊痫,用此以为宣风向导之能;肠风血痢,用此以为疏气清利之法,然亦不敢多用,所用不过二三分为止,恐其有泄真元耳。"

5.《本经续疏》:"吐下则胀满应减,下气则宿食应行,即不减不行,亦宜以宽中理气消导顺降为治,何取于薄荷?不知薄荷之凉,大有似乎豆蔻辈,原能宽中理气,消导顾降者也。特其芳烈外发,不似豆蔻辈内藏,所以重在散发,而治内不专耳。设使恶气宿食既已内扰,仍复托根于表,则非薄荷之内解其结,外剧其根,何以使表里尽除耶。"

【民间传说】

冥王哈迪斯(Hades)爱上了美丽的精灵曼茜(Menthe),引起了冥王的妻子佩瑟芬妮(Persephone)的嫉妒。为了使冥王忘记曼茜,佩瑟芬妮将她变成了一株不起眼的小草,长在路边任人踩踏。可是内心坚强善良的曼茜变成小草后,却散发出一股令人舒服的清凉迷人的芬芳,越是被摧折踩踏就越浓烈。虽然变成了小草,她却被越来越多的人喜爱。人们把这种草叫薄荷(Mentha)。罗马人与希腊人都很喜欢薄荷的味道。在节庆时,他们还会把薄荷编织成花环佩戴在身上。埃及人则有把一包包薄荷与大茴香、小茴香充当赋税的做法。

【分析点评】

薄荷具有医用和食用双重功能,主要食用部位为茎和叶,也可榨汁服。在食用上,薄荷既可作为调味剂,又可作为香料,还可配酒、冲茶等。此外,薄荷茎叶有特殊香味,可用于制作口香糖、牙膏等,起到清凉提神、泻火的功效。另外,薄荷可酿蜜,其蜜色深,呈深琥珀色,具有较强的薄荷特殊气味。民间多采用薄荷作为膳食材料。

薄荷含有薄荷醇,该物质可清新口气并具有多种药性,可缓解腹痛、胆囊问题如痉挛,还具有防腐杀菌、利尿、化痰、健胃和助消化等功效。大量食用薄荷可导致失眠,但小剂量食用却有助于睡眠。

布 渣 叶

【基本情况】

布渣叶,是椴树科植物破布树的干燥叶。夏秋季采叶,晒干。

叶片常见穿孔,卵状长圆形至倒卵圆形,先端渐尖,基部圆形或稍偏斜,两面仅在脉上有疏毛,边缘有疏细齿,基出脉3条,网脉在下面明显凸起。叶柄被星状毛。托叶成对,线状披针形。喜温暖湿润气候,稍耐旱,不耐涝。对土壤要求不严,以排水良好、土层深厚而肥沃的壤土栽培为宜。花期6~8月,果期8~10月。生于丘陵、山坡、林缘等处灌丛中或平地路旁、疏林下,少有栽培。全世界有60种,主分布于非洲各国、印度、马来西亚。我国产2种,为破布叶和海南破布叶。主要分布于广东、广西、海南、云南等地,尤以广东省分布广、产量大、资源丰富,广西的阳西、湛江是主产地。

【性状鉴定】

本品多皱缩、破碎。单叶互生,短柄,纸质,卵状矩圆形至倒卵圆形,长8~18厘米,宽4~8厘米,黄绿色或黄棕色,先端渐尖,基部钝圆,边缘具细齿。基出脉3条,侧脉羽状,小脉网状。叶柄长7~12毫米。叶脉及叶柄有毛茸。气微、味淡,微酸涩。

【药用价值】

布渣叶含黄酮类成分,有异鼠李黄素、山奈黄素、槲皮黄素、5,6,4'-三羟基-3'-甲氧基黄酮-7-0-鼠李糖基葡萄糖苷、5,6,8,4'-四羟基黄酮-7-0-鼠李糖苷等。其清热解毒功效已早为广大群众所认知。布渣叶可通过降低胃排空率,促进小肠推进,增加胃液分泌量,降低胃液酸度及提高胃蛋白酶活性达到促消化作用。

性味归经:酸,凉。归脾、胃经。

功能主治:消食化滞,清热利湿。用于饮食积滞,感冒发热,湿热黄疸。

用法用量:15～30克,亦可做配凉茶用。

注意:孕妇慎服。

【食疗方法】

1.布渣叶茶

[**原料**]布渣叶10克,绿茶适量。

[**制法**]将布渣叶和绿茶放入热水瓶内,冲入开水1000毫升,当茶饮用,每日饮数次。

[**功效**]消滞除积,和胃降逆。

2.布渣叶夏枯草雪梨汤

[**原料**]布渣叶半两,夏枯草半两,雪梨四个,木瓜一斤半,瘦肉八两,蜜枣四个,盐适量,清水八杯。

[**制法**]洗净布渣叶、夏枯草和蜜枣,雪梨洗净后切件;木瓜去皮、去核,洗净切件;瘦肉洗净,飞水后再冲洗干净。将清水放入瓦煲内,放入全部材料煲约2小时,下盐调味即可。

[**功效**]清肝祛热。

3.布渣脚金鸭肾汤

[**原料**]鸭肾1对,布渣叶15克,独脚金15克,蜜枣4个,白萝卜1小个,调味料若干。

[**制法**]将布渣叶、独脚金、蜜枣洗净,白萝卜去皮切厚件,备用。将鲜鸭肾洗净,但不要剥去黏附在鸭肾内壁上的一片金黄色的厚膜(鸭内金,俗称鸭肾衣);如果是陈肾的话就用清水浸透,洗干净备用。加水2大碗,先用猛火加热至水滚,然后放入所有材料,水开后改用中火煲一个半小时,下盐调味即可饮用。本品适合0～4岁小孩饮用。

[功效]健脾开胃,祛积消滞。

【临床应用】

1.治感冒、消化不良、腹胀　布渣叶 15～30 克,水煎服;或布渣叶、番石榴叶、辣蓼各 18 克,水煎服,每日 2 剂。

2.治蜈蚣咬伤　布渣叶 15～30 克,水煎服。

3.治黄疸　布渣叶 60 克,猪血 60 克,水煎服,每日 1 次,连服 6 天;或布渣叶、田基黄、茵陈各 15～30 克,水煎服。

4.治瓜藤疮　布渣叶、鸭脚木叶、茅瓜蒂、牢牛蒂、盐,各味适量。捣烂和牛尿炒热,乘稍凉敷患处,再用高粱梗煮凫鸭食之。

5.治热滞腹痛　布渣叶、鸭脚木皮、黄牛木叶、路兜蝴根、岗梅根,各药等量。每用 120～320 克,水煎代茶饮。

【古籍记载】

1.《生草药性备要》:在该书中收载了一味清热解毒且常用做茶饮的岭南中草药"破布叶",并载其"味酸,性平,无毒,解一切蛊胀,清黄气,消热毒。作茶饮,去食积。又名布渣。"

2.《本草求原》中以"布渣叶"为正名收载,曰:"即破布叶,酸甘,平。解一切蛊胀药毒,清热,消食积,黄疸。作茶饮佳。"

3.《广东通志》:"破布叶出阳江阳春恩平,状如掌而绿,岭南舟人多用,香烟毒水迷客,煎汤服之立解。"

【民间传说】

话说,林则徐任钦差大臣后,初到广东,因查禁鸦片时操劳过度,加上水土不服,患了感冒。他的随从听闻十三行的王泽邦有解暑治感良方,遂去为林则徐求药。林则徐服下一包草药后,诸多症状皆消失。林则徐登门答谢王泽邦时,得知王泽邦以平价草药来医治患者,便有感而发,提议他将药方制成凉茶,让人们随到随饮,防病保健。之后,王泽邦如林则徐所言,卖起凉茶来,品牌名便是"王老吉"。林则徐特地送来雕有"王老吉"三个金字的大铜葫芦壶。王老吉凉茶因配方合乎药理,价格公道,故而远近闻名。1840 年,王泽邦开始生产王老吉凉茶包。其后,王泽邦又让三个儿子在广州另设分店。这时,王老吉凉茶不仅畅销两广,湖南、湖北、江西、上海以至北京也有销售。王老吉凉茶随着不少赴东南亚等地谋生的广东人,传入东南亚各国乃至美国。王老吉凉茶的功效与其中的一味叫布渣叶的药材有重要关系,如今布渣叶不仅为广东常用民间制作凉茶的原料中草药,而且也是许多品牌企业产品如"王老吉""廿十四"等凉茶的主要成分之一。

【分析点评】

随着凉茶市场的不断发展,布渣叶的用量随其需求而上升,其在广东凉茶中的作用越显重要。然而,对于布渣叶的有效成分和指标性成分方面的研究还很欠缺,尚未建立有关有效成分的含量测定方法,对布渣叶的毒理、药理与机制研究则处于空白。深入开展这些方面的研究,有利于布渣叶这一广东凉茶瑰宝得到更好、更广泛的应用,可促进其进一步开发成布渣叶系列药物制剂或保健凉茶,为全国乃至全世界人民的卫生保健和医疗服务做出贡献。

草 果

【基本情况】

草果为姜科植物草果的干燥成熟果实。秋季果实成熟时采收,除去杂质,晒干或低温干燥。根茎横走,粗壮有节,直径约2.5厘米。茎圆柱状,直立或稍倾斜。叶2列;具短柄或无柄;叶片长椭圆形或狭长圆形,长约55厘米,宽达20厘米,先端渐尖,基部渐狭,全缘,边缘干膜质,叶两面均光滑无毛;叶鞘开放,包茎,叶舌长0.8~1.2厘米。穗状花序从根茎生出,长约13厘米,直径约5厘米。蒴果密集,长圆形或卵状椭圆形,长2.5~4.5厘米,直径约2厘米,顶端具宿存花柱,呈短圆状突起,成熟时为红色,外表面呈不规则的纵皱纹,小果梗长2~5毫米,基部具宿存苞片。生长在热带、亚热带的荫蔽潮湿的林中地带,以中国云南、广西、贵州等地为主要分布地。人工栽培以云南为主。

【性状鉴定】

真品草果:干燥果实呈长椭圆形,具三钝棱,长2~4厘米,直径1.0~2.5厘米,顶端有一圆形突起,基部附有果柄;表面灰棕色至红棕色,有显著纵沟及棱线;果皮有韧性,易纵向撕裂;种团分成3瓣,瓣间有黄棕色隔膜,每瓣种子8~11枚,集成长球形;种子四面至多面形,长、宽均约5毫米,表面红棕色,外被灰白色膜质假种皮,有纵直纹理,在较狭的一端有一凹窝状种脐,合点在背面中央,成一小凹穴,合点与种脐间有一纵沟状种脊;种子质坚硬,破开后内呈灰白色,闻之气微弱。种子破碎时发出特异的臭气,口尝味辛辣。

伪品草豆蔻:干燥种子团呈圆球形或椭圆形,直径 1.5～2.5 厘米,表面灰白色或灰棕色,中间有黄白色隔膜,将种子团分成 3 瓣,粘连紧密,种子团略光滑;种子为卵圆状多面体,长 3～5 毫米,直径约 3 毫米,外被淡棕色膜质假种皮;种脊为一条纵沟,将种子沿种脊纵剖 2 瓣,纵断面观呈斜心形,种皮沿种脊向内伸入部分约占整个表面积的 1/2。胚乳呈灰白色,闻之气芳香,口尝味辛微苦。

【药用价值】

草果是药食两用的中药材品种之一,食用量大于药用量。草果具有燥湿健脾,除痰截疟的功能。果实含挥发油,油中的主要成分为 α-蒎烯,β-蒎烯,1,8-桉叶素,p-聚伞花烃,芳樟醇,α-松油醇,橙花叔醇,壬醛,癸醛,反-2-十一烯醛,橙花醛,牻牛儿醇;另含多种微量元素:锌 69.2μg/g,铜 7.33μg/g,铁 57.2μg/g,锰 283.7μg/g,钴 0.89μg/g。有燥湿温中,除痰截疟之效。用于寒湿内阻,脘腹胀痛,痞满呕吐,疟疾寒热。

性味归经:辛,温。归脾、胃经。

功能主治:燥湿除寒,祛痰截疟。用于消食化乱治疟疾,痰饮痞满,脘腹冷痛,反胃,呕吐,泻痢,食积。

用法用量:煎汤,3～6 克;或入丸、散。

注意:气虚或血亏,无寒湿实邪者忌服。

【食疗方法】

1.草果豆蔻炖乌骨鸡

[**原料**]乌骨鸡一只约 500 克,草果、草豆蔻各 5 克,调味料若干。

[**制法**]乌鸡去毛及内脏,清洗干净,草果、草豆蔻放入鸡腹内,以竹签封好切口,加水炖熟,调味服食。

[**功效**]温中健胃,补脾燥湿,行气止痛。

2.草果猪肾粥

[**原料**]草果 3 克,猪肾 1 对,大米 30 克。

[制法]将猪肾去筋膜，洗净，切片，与草果同煎取汁，加大米煮为稀粥服食，每日1剂。

[功效]温肾除湿，散寒止痛。

【临床应用】

1.治疟疾，胃中寒痰凝结，不易开解　草果、常山、知母、乌梅、槟榔、甘草、穿山甲。水煎服（《慈幼新书》草果饮）。

2.治瘴疟，脉采弦数，但热不寒，或热多寒少，膈满能食，口苦舌干，心烦，口渴，小便黄赤，大腑不利　青皮（去白）、厚朴（姜制炒）、白术、草果仁、柴胡（去芦）、茯苓（去皮）、半夏（汤泡七次）、黄芩、甘草（炙）各等份。细锉。每服四钱，水一盏半，姜五片，煎至七分，去滓，温服，不拘时候（《济生方》清脾汤）。

3.治肿寒疟疾不愈，振寒少热，面青不食，或大便溏泄，小便反多　草果仁、附子（炮，去皮脐）。上等分，细锉。每服半两，水二盏，生姜七片，枣一枚，煎至七分，去滓温服，不拘时候（《济生方》果附汤）。

4.治脾痛胀满　草果仁二个。酒煎服之（《仁斋直指方》）。

5.治肠胃冷热不和，下利赤白，及伏热泄泻，脏毒便血　草果子、甘草、地榆、枳壳（去穰，麸炒）。上等份为粗末。每服二钱，用水一盏半，煨姜一块，拍碎，同煎七分，去滓服，不拘时候（《传信适用方》草果饮）。

6.治瘟疫初起，先憎寒而后发热，日后但热而无憎寒。初起二三日，其脉不浮不沉而数，昼夜发热，日晡益甚，头身疼痛　槟榔二钱，厚朴一钱，草果仁五分，知母一钱，芍药一钱，黄芩一钱，甘草五分。用水一钟，煎八分，午后温服（《瘟疫论》达原饮）。

【古籍记载】

1.《本草纲目》："草果，与知母同用，治瘴疟寒热，取其一阴一阳无偏胜之害，盖草果治太阴独胜之寒，知母治阳明独胜之火也。"

2.《本草求真》:"草果与草豆蔻,诸书皆载气味相同,功效无别,服之皆能温胃逐寒。然此气味浮散,凡冒巅雾不正瘴疟,服之直入病所而皆有效。"

3.《本草正义》:"草果,辛温燥烈,善除寒湿而温燥中宫,故为脾胃寒湿主药。按岚瘴皆雾露阴湿之邪,最伤清阳之气,故辟瘴多用温燥芳香,以胜阴霾湿浊之蕴祟。草果之治瘴疟,意亦犹是。然凡是疟疾,多湿痰蒙蔽为患,故寒热往来,纠缠不已,治宜开泄为先。草果善涤湿痰,而振脾阳,更以知母辅之,酌量其分量,随时损益。治疟颇有妙义,固不必专为岚瘴立法。惟石顽所谓实邪不盛者,当在所禁耳。李杲:'温脾胃,止呕吐,治脾寒湿、寒痰;益真气,消一切冷气膨胀,化疟母,消宿食,解酒毒、果积。兼辟瘴解瘟。'"

4.《饮膳正要》:"治心腹痛,止呕,补胃,下气。"

5.《本经逢原》:"除寒,燥湿,开郁,化食,利膈上痰,解面食、鱼、肉诸毒。"

6.《本草求原》:"治水肿,滞下,功同草寇。"

【民间传说】

在长满芭蕉、吊竹、八角树的山上,一股泉水沿着折去折来的水槽流淌,一直流下山,淌进一间竹屋。竹屋中,有个门包(小伙子)叫西郎巴龙,因父母归世,一个人栽着一片地谷、一片蓝靛、一片八角,守着一间竹屋、一架水雄(水车)、两口吊锅过日子。因他很勤劳,忙时栽、游、收、藏,闲时打猎、砍柴,生活挺富裕。

一天傍晚,西郎巴龙打死一只鹿扛回家中,剥了皮,砍成坨,煮在吊锅里。他见米篓已空,又走出竹屋,到溪边水雄棚中去背米。走进水雄棚时,西郎巴龙却惊呆了。清早他背来舂的地谷,不知被谁从雄窝中舀出来,簸、筛干净,米是米,糠是糠,各装在一个竹箩中。那米箩上,还插着一穗开着无数朵黄白色小花的花枝。那花金光闪闪,香气扑鼻,美丽非常。

到底是谁为他做的事呢？他抬眼一看，见一个挎着鸳鸯袋的门洒（小姑娘），拿着一穗黄白色的花，天仙一般美丽，笑眯眯地站在门口。她摇了摇手中的花，说："我叫达桑曼。因我丢失了另一穗花，特来寻找。你捡到了吗？"西郎巴龙指了指竹筒上插着的花，说："是这一穗花吗？"达桑曼瞟了花一眼，咯咯地笑，说："正是。这花不仅好看，它结的果还好吃，能治病呢。肚子痛、肚子胀、拉肚子，只要嚼一口吞下，病就好啦。"西郎巴龙听了，说："哎呀，我父母就是肚子痛医不好死去的。若有这果子，我父母就不会死了。这叫什么果呀？""草果，是在天堂才有的。我爱天堂，更爱人间。我见人间没有草果，又见你人好心好，就悄悄偷了些草果、草果秧，下凡来找你。但是这草果栽在显眼地方，让仙人看见，不仅草果要收回天上，连我也性命难保了。"据说，因草果是从天上偷来的，就只能栽在潮湿遮阴的大树下。所以，直到现在，草果仍然生长在树荫下。

【分析点评】

草果是药食两用的中药材大宗品种之一。草果作为香料，具有特殊浓郁的辛辣香味，能除腥味，增进食欲，是烹调作料中的佳品，被人们誉为食品调味中的"五香之一"。草果作为药，能用于寒湿阻滞脾胃、脘腹胀满、疼痛及呕吐腹泻等症，是消食化乱的良药。

赤 小 豆

【基本情况】

赤小豆为豆科植物赤小豆或赤豆的干燥成熟种子。茎纤细,长达约 1 米,幼时被黄色长柔毛,老时无毛。羽状复叶,具 3 小叶,托叶盾状着生,披针形或卵状披针形,长 10～15 毫米,两端渐尖;小托叶钻形,小叶纸质,卵形或披针形,长 10～13 厘米,宽 5.0～7.5 厘米,先端急尖,基部宽楔形或钝,全缘或微 3 裂,沿两面脉上薄被疏毛,有基出脉 3 条。总状花序腋生,短,有花 2～3 朵;苞片披针形;花梗短,着生处有腺体;花黄色,长约 1.8 厘米,宽约 1.2 厘米;龙骨瓣右侧具长角状附属体。荚果线状圆柱形,下垂,长 6～10 厘米,宽约 5 毫米,无毛,种子 6～10 颗,长椭圆形,通常呈暗红色、褐色、黑色或草黄色,直径 3.0～3.5 毫米,种脐凹陷。

【性状鉴定】

真品赤小豆:干燥种子略呈圆柱形而稍扁,长 5～8 毫米,直径 3～5 毫米,种皮赤褐色或紫褐色,平滑,略有光泽。种脐线形,白色,约为全长的 2/3,中间凹陷成一纵沟,偏向一端,背面有一条不明显的棱脊;质坚硬,不易破碎,除去种皮,可见两瓣乳白色子仁;闻之气微,口嚼之有豆腥味,微甘。

伪品木豆:外观呈扁球形,一端略平截,直径 4～6 毫米,比正品稍大。表面棕色至暗棕色,种脐位于平截一端,白色,长圆形,显著突起;虽亦质地坚硬,不易破碎,但种皮较薄,内含黄色肥厚的子叶;气微,味淡。而伪品木豆虽与赤小豆为同科植物,但不具备上述功效,故不可代替赤小豆使用。

【药用价值】

赤小豆含有蛋白质、脂肪、碳水化合物、粗纤维、钙、磷、铁、维生素 B_1、维生素 B_2、皂苷等。性平,味甘、酸,能利湿消肿(水肿,脚气,黄疸,泻痢,便血,痈肿)、清热退黄、解毒排脓;因其具有利尿作用,故对心脏病和肾病、水肿患者均有益;又因富含叶酸,产妇、乳母吃赤小豆有催乳的功效。此外,赤小豆具有良好的润肠通便、降血压、降血脂、调节血糖、预防结石、健美减肥的作用。

性味归经:甘,酸,平。归心、小肠经。

功能主治:利水除湿,和血排脓,消肿解毒。用于水肿胀满,脚气浮肿,黄疸尿赤,风湿热痹,痈肿疮毒,肠痈腹痛。

用法用量:煎汤,9～30克;或入散剂。外用适用,生研调敷。

注意:消瘦人不宜服;尿多之人忌食;蛇咬伤者,忌食百日。

【食疗方法】

1.赤小豆鲤鱼汤

[原料]赤小豆100克,鲤鱼1条(约1 000克),生姜5片,调味料若干。

[制法]将全部用料放入锅内,加清水适量,武火煮开后,改用文火煲2～3小时,调味温服。

[功效]健脾补气,利水消肿。

2.赤小豆冬瓜汤

[原料]赤小豆50克,冬瓜500克,盐少许。

[制法]将上两味加水2碗,煮沸20分钟,少加盐即可。每日服用2次,食瓜喝汤。

[功效]利小便,消水肿,解热毒。

【临床应用】

1.治水肿坐卧不得,头面身体悉肿　桑枝烧灰、淋汁,煮赤小豆空心食令饱,饥即食尽,不得吃饭(《梅师集验方》)。

2.治食六畜肉中毒　烧小豆一升，末，服三方（《备急千金要方》）。

3.治卒大腹水病　白茅根一大把，小豆三升，煮取干，去茅根食豆，水随小便下（《补缺肘后方》）。

4.治风瘙瘾疹　赤小豆、荆芥穗等份，为末，鸡子清调涂之（《本草纲目》）。

5.治水肿从脚起，入腹则杀人　赤小豆一升，煮令极烂，取汁四五升，温渍膝以下；若已入腹，但服小豆，勿杂食（《独行方》）。

6.治妇人乳不下　赤小豆酒研，温服，以滓敷之（《妇人良方补遗》）。

7.治脚气　赤小豆五合，葫一头，生姜一分（并破碎），商陆根一条（切）。同水煮，豆烂汤成，适寒温，去葫等，细嚼豆，空腹食之，旋旋啜汁令尽（《本草图经》）。

【古籍记载】

1.《神农本草经》："主下水，排痈肿脓血。"

2.《名医别录》："主寒热，热中，消渴，止泄，利小便，吐逆，卒澼，下胀满。"

3.《药性论》："消热毒痈肿，散恶血不尽、烦满。治水肿皮肌胀满；捣薄涂痈肿上；主小儿急黄、烂疮，取汁令洗之；能令人美食；末与鸡子白调涂热毒痈肿；通气，健脾胃。"

4.《食疗本草》："和鲤鱼烂煮食之，治脚气及大腹水肿；散气，去关节烦热，令人心孔开，止小便数；绿赤者，并可食。暴利后气满不能食，煮一顿服之。"

5.《蜀本草》："病酒热，饮汁。"

6.《食性本草》："坚筋骨，疗水气，解小麦热毒。"

【民间传说】

传说上古五帝之一的颛顼，三个儿子死后变成恶鬼，专门出来惊吓孩子。古代人们普遍迷信，害怕鬼神，认为大人和小孩中风得病、身体不好都是由于疫鬼作祟。这些恶鬼天不怕地不怕，单怕赤（红）豆，故有"赤豆打鬼"的说法。所以，在腊月初八这一天以红豆、赤小豆熬粥，以祛疫迎祥。

【分析点评】

赤小豆可整粒食用，或用于煮饭、煮粥，做赤豆汤。赤小豆淀粉含量较高，蒸后呈粉沙性，而且有独特的香气，故常用来做成豆沙，作为各种糕团面点的馅料，美味可口，深受人们的喜爱。赤小豆还可发制赤豆芽，食用同绿豆芽。赤小豆具有清热解毒、利水消肿、健脾利湿、消积化瘀等疗效，是日常生活必备的家用食材。

大　枣

【基本情况】

大枣,别称枣子、枣、刺枣、贯枣,为鼠李科植物枣的干燥成熟果实。落叶小乔木,稀灌木,高达十余米,树皮褐色或灰褐色,叶柄长1~6毫米,在长枝上的可达1厘米,无毛或具有疏微毛,托叶刺纤细,后期常脱落。花黄绿色,两性,无毛,具短总花梗,单生或密集成腋生聚伞花序。核果矩圆形或长卵圆形,长2.0~3.5厘米,直径1.5~2.0厘米,成熟时红色,后变红紫色,中果皮肉质,厚,味甜。种子扁椭圆形,长约1厘米,宽8毫米。全国多地栽培。

【性状鉴定】

真品大枣:又名红枣。特点是维生素含量非常高,有"天然维生素丸"的美誉,具有滋阴补阳、补血之功效。同时,枣还含有大量的维生素、多种微量元素和糖分。研究表明,它对保肝护肝、镇静安神还有一定的功效。鲜枣维生素含量更丰富,但是它有时令性,不能经常买到,而且多吃可能损伤消化功能。干枣虽然维生素含量下降,但铁含量升高,而且其营养更易吸收。大枣可供药用,有养胃、健脾、益血、滋补、强身之效;枣仁可入药,具有安神的功效,为重要药品之一。近代化学分析表明,枣的叶、花、果、皮、根、刺及木材均可入药,尤其是枣果,含有多种氨基酸及维生素。

伪品灰枣:果实性状呈长倒卵形,躯干稍细,略歪斜。平均果重12.3克,最大果重13.3克。果肩圆斜,较细,略耸起。梗洼小,中等深。果顶广圆,顶点微凹。果面较平整。果皮橙红色,白熟期前由绿变灰,进入白熟期由灰变白。果肉绿白色,质地致密,较脆,汁液中多,适宜鲜食、制干和加工,品质上等。干枣果肉致密,有弹性,受压后能复原,耐贮运。

【药用价值】

大枣含有人体所需 18 种氨基酸,以及维生素 A、维生素 B_1、维生素 B_2、维生素 C、维生素 E、维生素 P 和烟酸等;尤其是维生素 C、维生素 P 极为丰富,具有"天然维生素丸"之称。医药价值以中国研究最早、应用最广。

性味归经:甘,温。归脾、胃心经。

功能主治:补脾和胃,益气生津,养血安神,缓和药性。用于脾胃虚弱,气血不足,食少便溏,倦怠乏力,心悸失眠,妇人脏躁,营卫不和等证。

用法用量:煎汤,6～15 克;或捣烂作丸。外用适量,煎水洗或烧存性研末调敷。

注意:凡有湿痰、积滞、齿病、虫病者,均不相宜。

【食疗方法】

1. 大枣枸杞茶

[**原料**]大枣 6 枚,枸杞子 10 克。

[**制法**]将大枣、枸杞子一起放入锅中,加入适量的水,大火煮沸,转用小火焖煮 5 分钟即可。也可以用开水直接冲泡服用。

[**功效**]补中益气,养血安神,缓和药性。

2. 红枣秋梨汁

[**原料**]无核红枣 80 克,鸭梨或雪梨 4 只,蜂蜜 150 克,冰糖 80 克,川贝母粉 5 克。

[**制法**]梨去皮绞取梨汁;将红枣、冰糖放入炖锅,倒入梨汁,大火烧开后小火熬 40 分钟,加入川贝母粉熬 20 分钟,关火。放凉后加入蜂蜜,充分拌匀,放入密封罐里,冰箱冷藏。食用时用干净小勺取出,加入 60℃ 以下的水搅匀即可。

[**功效**]滋阴润燥,润肺止咳。

【临床应用】

1.治脾胃湿寒,饮食减少,长作泄泻,完谷不化　白术四两,干姜二两,鸡内金二两,熟枣肉半斤。上药四味,白术、鸡内金皆用生者,每味各自轧细、焙熟,再将干姜轧细,共和枣肉,同捣如泥,作小饼,木炭火上炙干,空心时,当点心,细嚼咽之(《医学衷中参西录》益脾饼)。

2.治反胃吐食　大枣一枚(去核),班蝥一枚(去头翅)入内煨热,去蝥,空心食之,白汤下(《本草纲目》)。

3.补气　大南枣十枚,蒸软去核,配人参一钱,布包,藏饭锅内蒸烂,捣匀为丸,如弹子大,收贮用之(《醒园录》枣参丸)。

4.治中风惊恐虚悸,四肢沉重　大枣七枚(去核),青粱粟米二合。上二味以水三升半,先煮枣取一升半,去滓,投米煮粥食之(《圣济总录》补益大枣粥)。

5.治妇人脏躁,喜悲伤,欲哭,数欠伸　大枣十枚,甘草三两,小麦一升。上三味,以水六升,煮取三升,温分三服(《金匮要略》甘麦大枣汤)。

【古籍记载】

1.《神农本草经》:"主心腹邪气,安中养脾,助十二经。平胃气,通九窍,补少气、少津液,身中不足,大惊,四肢重,和百药。"

2.《本草经集注》:"煞乌头毒。"

3.《名医别录》:"补中益气,强力,除烦闷,疗心下悬,肠僻澼。"

4.《药对》:"杀附子,天雄毒。"

5.孟诜:"主补津液,洗心腹邪气,和百药毒,通九窍,补不足气,煮食补肠胃,肥中益气第一,小儿患秋痢,与虫枣食,良。"

6.《日华子本草》:"润心肺,止嗽。补五脏,治虚劳损,除肠胃湿气。"

7.《珍珠囊》:"温胃。"

【民间传说】

关于枣,有一则稷山板枣的传说。稷山板枣闻名国内外,"稷山枣,枣儿大,核儿小,又甜又脆又好咬。"稷山板枣为什么这样好吃呢? 这其中还有一段传说故事。

很久以前,稷山县有个村庄叫陶村,位于吕梁山脚下。村里有个老实憨厚的青年小伙子,名叫板儿,父母早亡,家里很穷,靠上山打柴维持生活。

一天,板儿拿着绳子、扁担、斧子上山去砍柴,当他爬上山顶的时候看见有两个人坐在一块大青石上正在下棋。这两个人正是吕梁山的山神,一个吕大仙,一个梁大仙,住在吕梁山最南端的黄华峪口右主峰下的石山里,这些板儿当然不会知道的。他一个人常年在深山里打柴,觉得孤寡伶仃。今天,能有两个人在山顶上下棋,真是不可多得。他便把扁担斧子扔在一旁,坐在大石头上,看起下棋来了。

这两个山神在这一盘棋的时间里,分吃了三颗板枣,并将枣核吐在身后地上,板儿便顺手从地上拣起,放在嘴里吞了这三个枣核。当这两位山神下完棋收拾棋子要走的时候,板儿才想起他还没有打柴。当他转过身来拿扁担和斧子的时候,才发现他的绳和扁担早都腐烂了,斧把也腐烂了,斧头成了一堆铁锈。板儿惊慌失措,不知如何是好。两位山神看着板儿不解的样子,心里觉得好笑,告诉他说:他俩的一盘棋下了三年时间,他俩三年分吃三颗板枣,板儿吞了三颗板枣核就会力大无穷。如果把吕梁山上所有的树木捆成一捆还不够板儿一个人扛呢,以后再不用发愁日子难过了。板儿这才恍然大悟。两位山神临走时还送给板儿一本书,并告诉他在最困难的时候翻看,自有妙用,但在平常是不能随便乱翻的。板儿得到仙书后喜出望外地回到家里。

三年来不住人的家,已经是破烂不堪了。板儿也不顾收拾房子,怀着好奇的心坐在灯下翻着书。他刚小声地念了"天兵天将"几个字,顿时,赤面獠牙、身着盔甲、持枪握剑的天兵天将站得屋里、院里、房上到处都是,并大声喝道:"叫俺有何事干?"原来这是一本调遣天兵天将的天书。板儿吃惊不解,急忙吸口气说:"吕梁山上拔枣树。"天兵天将又吼道;"拔下往哪里栽?"板儿回答道:"陶梁姚村甘泉村。"一霎时,天兵天将不见了。第二天,人们发现吕梁山上的大小枣树都不见了,陶村、姚村、梁村、甘泉庄几个村的地里长满了枣树,结出了又饱又大的红枣儿。从此以后,人们非常感激板儿,就称稷山枣为"板枣"。

【分析点评】

大枣特点是维生素含量非常高,有"天然维生素丸"的美誉,具有滋阴补阳、补血之功效。同时,枣还含有多种微量元素和糖分。研究表明,它对保肝护肝、镇静安神还有一定的功效。鲜枣维生素含量更丰富,但是它有时令性,不能经常买到,而且多吃可能伤害消化功能。干枣虽然维生素含量下降,但铁含量升高,而且其营养更易吸收。枣可供药用,有养胃、健脾、益血、滋补、强身之效;枣仁可入药,有安神之功效,为重要药品之一。

代 代 花

【基本情况】

代代花为芸香科柑橘属植物,小乔木,枝叶密茂,刺多,徒长枝的刺长达 8 厘米。果实扁圆形,直径 7~8 厘米,无芳香。花期5~6 月,果成熟期 12 月。它绿叶婆娑,金果悬垂,是家养花卉中难得的佳品。代代花的果实初呈深绿色,成熟后显橙黄色,不脱落至翌年春夏又变成青绿色,故有"回青橙"之称。代代花原产中国浙江省。

【性状鉴定】

真品代代花:又名枳壳花、酸橙花。代代花是芸香科常绿灌木,前一年的果实留在树上过冬,次年开花结新果,陈果皮色由黄回青,两代果实在同一棵树上。代代花微苦,但香气浓郁,闻之令人忘倦,可滋润肌肤,减少腹部脂肪,是绝佳的美容瘦身饮品。

伪品柚子花:像"橘花",花期早而且花期比较短,一般集中在每年的 3 月下旬至 4 月下旬,而且很少开花。柚子花芽为混合芽,春季萌发时抽梢后开花。柚子花稍苦涩,花蕾较丰满,偏椭圆形,花萼合生萼,萼片不分离,花味大苦,后回苦绵长,花瓣质感较厚,干花朵形状完整。

【药用价值】

代代花含挥发油,内含柠檬烯、芳樟醇、新橙皮苷、柚皮苷,以及强心苷和非强心苷等多种成分。用于胸腹闷胀痛、食积不化、痰饮、脱肛、疏肝、和胃、理气。可治胸中痞闷,脘腹胀痛,呕吐、少食。此外,还具有强心、利尿、镇静及减慢心率的功能。

性味归经:辛、甘,苦。归肝、脾经。

功能主治:行气宽中,消食,化痰。

用法用量:煎服,1.5～3.0 克;或泡茶饮。

注意:孕妇忌服。

【食疗方法】

1.代代花茶

[**原料**]代代花 20 克。

[**制法**]取净代代花,加清水煮 25 分钟,停火,过滤,去渣,留汁液即得。

[**功效**]理气宽胸,和胃止呕。

2.代代花烧鲫鱼

[**原料**]代代花 4 克,鲫鱼 250 克,调味料若干。

[**制法**]鲫鱼取出内脏,油煎双面焦黄,加水、净代代花 4 克小火炖煮 20 分钟,调味后食用。

[**功效**]疏肝和胃,理气解郁。

【临床应用】

1.治胸腹胀满　代代花适量,沸水冲泡代茶饮;或代代花、玫瑰花、厚朴花各 3 克,水煎服(《浙江药用植物志》)。

2.治胃脘作痛　代代花 3 克,制香附、川楝子、白芍各 9 克,水煎服(《浙江药用植物志》)。

3.治五积六聚,不拘男女老幼,但凡气积,并皆治之　枳壳三斤,去穰,每个入巴豆仁一个。合定扎煮,慢火水煮一日,汤减再加热汤,勿用冷水。待时足汁,尽去巴豆,切片晒干,勿炒,为末,醋煮面糊丸,梧子大。每服三四十丸,随病汤使(《秘传经验方》)。

4.治伤寒呃噫　枳壳半两(去穰,麸炒黄),木香一钱。上细末。每服一钱,白汤调下(《本事方》)。

【古籍记载】

1.《饮片新参》:"理气宽胸,开胃止呕。"

2.《动植物民间药》:"治腹痛,胃痛。"

3.《浙江中药手册》:"调气疏肝,治胸膈及脘腹痞痛。"

【民间传说】

相传,古代有个大户人家的小姐名叫代代,为人心地善良,貌美如花。有一天,一名少年经过她家的门口,闻到一阵花香,本有宿疾的他立即觉得神清气爽,多年的胃痛好了许多。于是他每天都会来小姐家门口站上一会儿。别人误以为他相中了这家的小姐,就对他说:"这家的小姐很有名,也很善良,名字也十分好听,叫代代,家里人正准备给她找个夫君呢。"

这一天,少年还是像往常一样来到了小姐家门前,恰逢小姐出门。两个人一见钟情,后来少年被请到小姐家里做客,丫鬟给他上了一杯花茶。"就是这种味道。"少年喝了一口后,觉得胃里暖暖的,特别舒服。少年和小姐结婚后,每天都要喝上一杯花茶,多年的胃病再也没有犯过。后来,人们就将这花叫代代花。

【分析点评】

代代花又名回青橙,香气浓郁,果实美观,是庭院和室内摆设的优美盆栽花卉,花和白兰、茉莉一样,可供窨制花茶,还可入药和提取香精。代代花的果实通常在植株上着生 2～3 年不落,隔年花果同存,犹如"三世同堂",因而得名代代,为重要的木本香花及观果植物。果实可以入药,有行气宽中,消食化痰功效。用于胸腹闷胀痛、食积不化、痰饮、脱肛。花蕾也可用于脘腹胀痛,胸胁不舒,恶心呕吐,不思饮食。

当　归

【基本情况】

当归为伞形科植物当归的干燥根。多年生草本植物,株高
0.4～1.0 米。根呈圆柱状,有分支,多数须根肉质,黄棕色,有浓
郁香气。茎直立,绿白色或带紫色,有纵深沟纹,光滑无毛。基生
叶及茎下部叶卵形,有 2～3 回,三出或羽状,全裂,最终裂片卵形
或卵状披针形,有 3 浅裂,叶脉及边缘有白色细毛,叶柄有大叶
鞘,上部叶羽状分裂。当归是复伞形花序,伞幅 9～13 个,当归花
小总苞片 2～4 个,当归花梗 12～36 个,密生细柔毛;当归花为白
色,是双悬果椭圆形,侧棱有翅。主产甘肃东南部,以四川岷县产
量多,质量好,其次为云南、陕西、湖北等省,均有栽培。

【性状鉴定】

真品当归:呈圆柱形,下部有支根 3～5 条或更多,长 15～
25 厘米。表面黄棕色至棕褐色,具纵皱纹及横长皮孔。根头(当
归头)直径 1.5～4.0 厘米,具环纹,上端圆钝,有紫色或黄绿色的
茎及叶鞘的残基;主根(当归身)表面凹凸不平;支根(当归尾)直
径 0.3～1.0 厘米,上粗下细,多扭曲,有少数须根痕。质柔韧,断
面黄白色或淡黄棕色,皮部厚,有裂隙及多数棕色点状分泌腔,木
部颜色较淡,形成层环黄棕色。有浓郁的香气,味甘、辛、微苦。

伪品党参:分枝较少,仅根上端 1～3 厘米部分有环纹,质稍
软,断面裂隙少。味微酸。呈长圆柱形,稍弯曲,长 10～35 厘米,
直径 0.4～2.0 厘米。根头部有多数疣状突起;根头下有致密的

环状横纹,向下渐稀疏,有的达全长的一半,栽培品环纹少或无;全体有纵皱纹及散在的横长皮孔,支根断落处常有黑褐色胶状物。质稍硬或略带韧性,断面稍平坦,有裂隙或放射状纹理,皮部淡黄白色至淡棕色,木部淡黄色。有特殊香气,味微甜。

【药用价值】

当归根含挥发油和非挥发性成分。挥发油中的中性油成分有亚丁基苯酞、β-蒎烯、α-蒎烯、莰烯、对聚伞花素、β-水手柑内酯等;尚含其他成分,如豆甾醇、谷甾醇、豆甾醇-D-葡萄糖苷、十四醇-1、钩吻荧光素等。此外,还含有蔗糖、果糖、葡萄糖,维生素A、维生素 B_{12}、维生素 E,17 种氨基酸以及钠、钾、钙、镁等二十余种无机元素。全草有芳香,有补血活血、调经止痛、润肠通便之效。

性味归经:甘,辛,温。归肝、心、脾经。

功能主治:补血活血,调经止痛,润肠通便。用于血虚诸症,风湿痹痛,跌扑损伤,肠燥便秘等。

用法用量:煎汤,6～12 克;或入丸、散;或浸酒;或敷膏。

注意:热盛出血者禁服,湿盛中满及大便溏泄者、孕妇慎服。

【食疗方法】

1.当归乌鸡汤

[原料]乌骨鸡 1 000 克,女贞子 25 克,当归 50 克,桂圆 15 克,盐 5 克。

[制法]乌骨鸡剖后洗净,放入滚水中,高火 3 分钟,取起洗净。女贞子、当归(切片)、桂圆、乌骨鸡放入器皿内,加入滚水 1 000 毫升,中火 40 分钟,食用时放盐即可。

[功效]补血养心,滋阴养虚,健脑安神,通便,抗衰老。

2.当归生姜羊肉汤

[原料]当归 60 克,生姜 30 克,羊肉 500 克,调味料适量。

[制法]将羊肉洗净、切块,当归、生姜布包,放砂锅内,加清水适量,先用大火煮开,再用文火炖约2小时,待熟后调入食盐、味精适量服食,每日1剂。

[功效]益气养血,温中补虚。

【临床应用】

1.治冲任虚损,月水不调,脐腹疼痛,崩中漏下,血瘕块硬,发作性疼痛,妊娠宿冷,将理失宜,胎动不安,血下不止,及产后乘虚,风寒内搏,恶露不下,结生瘕聚,少腹坚痛,时作寒热 当归(去芦,酒浸、炒)、川芎、白芍药、熟干地黄(酒洒蒸)各等份。共为粗末。每服三钱,水一盏半,煎至八分,去渣热服,空心食前(《太平和剂局方》四物汤)。

2.治血瘕痛胀,脉滞涩者 当归三两,桂心两半,白芍两半(酒炒),蒲黄二两(炒),血竭三两,延胡两半。为散,酒煎三钱,去渣温服(《医略六书》当归蒲延散)。

3.治大便不通 当归、白芷等份为末,每服二钱,米汤下(《圣济总录》)。

4.治盗汗 当归、生地黄、熟地黄、黄蘗、黄芩、黄连各等份,黄芪加一倍。上为粗末,每服五钱,水二盏,煎至一盏,食前服,小儿减半服之(《兰室秘藏》当归六黄汤)。

5.治附骨痈及一切恶疮 当归半两,甘草一两,山栀子十二枚,木鳖子一枚(去皮)。上为细末,每服三钱,冷酒调服(《奇效良方》当归散)。

【古籍记载】

1.《神农本草经》:"当归,一名乾归,生川谷。"

2.《名医别录》曰:"当归生陇西川谷,二月、八月采根阴干。"

3.唐代苏恭曰:"今出当州、宕州、翼州,以宕州者最胜。有两种,一种似大叶芎䓖者,名马尾当归,今人多用;一种似细叶芎,名蚕头当归,即陶称历阳者,不堪用,茎叶并卑下于芎䓖。"

4. 宋代苏颂曰:"今川蜀、陕西诸郡及江宁府、滁州皆有之,以蜀中者为胜。春生苗,绿叶有三瓣。七八月开花似莳萝,浅紫色,以肉厚而不枯者为胜。"

5. 明代李时珍曰:"今陕、蜀、秦州、汶州诸处人多栽莳为货。以秦归头圆尾多色紫气香肥润者,名马尾归,最胜他处;头大尾粗色白坚枯者,为镵头归,止宜人发散药尔。韩㦤言川产者力刚善攻,秦产者力柔而善补,是矣。"

【民间传说】

传说一:相传,有个新婚青年上山采药,对妻子说三年回来,谁知一去三年仍不见回来。媳妇因思念丈夫而忧郁悲伤,得了气血亏损的妇女病,后来只好改嫁。谁知后来她的丈夫又回来了。她对丈夫哭诉道:"三年当归你不归,片纸只字也不回,如今我已错嫁人,心如刀割真悔恨。"丈夫也懊悔自己没有按时回来,遂把采集的草药根拿去给媳妇治病,竟然治好了她的妇女病。

传说二:三国时期,司马昭派遣大将钟会、邓艾进攻蜀国,蜀主刘禅荒淫昏庸,开门投降。在无可奈何的情况下,苦守剑阁的姜维只得假降钟会,待后视机利用钟会、邓艾及司马昭三者之间的矛盾,策反钟会,重振蜀汉。

后来,姜维的母亲听说儿子不思以身殉国,反而率兵投敌时,气得大骂"逆子无德",并写了一封斥责姜维不忠不孝不义的信,偷偷叫人送给姜维。当姜维看到母谕后,心中忐忑不安:如实话实说,又恐泄露天机,坏了大事,枉费一番苦心;如不对老母说,又不忍老母为此而伤心。姜维左思右想,终于想到一个绝妙方法。他拣了两包中药,一包是远志,一包是当归,托送信人带回去给老母。真是知儿莫若母,姜母一看,心领神会,完全理解了儿子的用意,原来是孩子胸怀远志,打算重振社稷,失去的江山应当重归蜀汉。为了能使姜维毫无牵挂，一心救国，自己竟撞墙而死了。

【分析点评】

中医学认为，当归味甘而重，故专能补血；其气轻而辛，故又能行血；补中有动，行中有补，为血中之要药。因而，它既能补血，又能活血；既可通经，又能活络。

刀 豆

【基本情况】

刀豆为豆科植物刀豆的干燥成熟种子,有 70～75 种。秋、冬季采收成熟荚果,晒干,剥取种子备用;或秋季采摘嫩荚果鲜用。刀豆的干燥成熟种子,别名刀豆子、大刀豆。干燥果壳具扭曲粗壮的果柄;荚果长剑状,略呈螺旋形扭曲或破碎,长可达 30 厘米,宽约 4.5 厘米,先端尖,微弯,外表面黄色至深黄色,具皱纹,散生黑色斑点,被有稀疏短毛及斜向排列的白色细条纹,内面有白色海绵状物。未开裂的荚果,在腹背缝线处各有肋 1 条。果皮带纤维性。以长而宽大、完整、外面黄色、内部洁白无虫蛀者为佳。刀豆喜温暖,不耐寒霜,对土壤要求不严,但以排水良好而疏松的沙壤土栽培为好。原产于美洲热带地区,西印度群岛。北京、广东、海南、广西、四川、云南、湖南、江西、湖北、江苏、山东、浙江、安徽、陕西普遍栽培。

【性状鉴定】

真品刀豆:豆荚的形状像刀,3 月下种,藤蔓可长到一两丈长,叶子像豇豆的叶子,但比豇豆的叶子稍长些、稍大些。5～6 月开紫色的花像飞蛾一样,结豆荚,它的豆荚长接近一尺,有点儿像皂荚。荚果线形,扁而略弯曲,长 10～35 厘米,宽 3～6 厘米,先端弯曲或钩状,边缘有隆脊,内含种子 10～14 粒,扁卵形或者肾形,长 2.0～3.5 厘米,宽 1～2 厘米,厚 0.5～1.2 厘米。表面淡红色至红紫色,微皱缩,略有光泽。边缘呈眉状黑色种脐,长约 2 厘米,上有白色细纹 3 条。质硬,难破碎。种皮革质,内表面棕绿色而光亮;子叶2枚,黄白色,油润。气微,味淡,嚼之有豆腥味。

伪品扁豆:干燥种子为扁椭圆形或卵圆形,长8~12毫米,宽6~9毫米,厚4~7毫米。表面黄白色,平滑而光泽,一侧边缘有半月形白色隆起的种阜,占周径的1/3~1/2,剥去后可见凹陷的种脐,紧接种阜的一端有珠孔,另端有短的种脊。质坚硬,种皮薄而脆,内有子叶2枚,肥厚,黄白色,角质。嚼之有豆腥气。

【药用价值】

刀豆又名大刀豆,富含蛋白质、脂肪、碳水化合物、葡萄糖胺、胡萝卜素、果糖、刀豆氨酸、维生素和无机盐(钙、磷比较丰富),具有温中下气、止呕逆、益肾的功效,可以有效治疗病后及虚寒性呃逆、呕吐、腹胀以及肾虚所致的腰痛等。此外,对于虚寒呃逆及胃寒呕吐,宜与生姜同食。

性味归经:甘,温。归胃、肾经。

功能主治:温中下气,益肾补元。治虚寒呃逆,呕吐,腹胀,肾虚腰痛,痰喘。

用法用量:煎汤,6~9克。

注意:《四川中药志》载:"胃热盛者慎服。"

【食疗方法】

1.生姜刀豆饮

[原料]柿蒂5个,刀豆子20克,生姜3片,红糖适量。

[制法]将柿蒂、刀豆子(切碎)、生姜加水同煮,去渣,加红糖即成。

[功效]温中下气,利肠胃,止呕逆,益肾补元。

2.刀豆猪腰汤

[原料]刀豆20粒,猪腰90克,荷叶。

[制法]先将猪腰切成两份,治净,然后将刀豆放入其内,再将两份猪腰合拢,外用荷叶包裹,入炭灰中煨熟。取出刀豆,将猪腰切片装盘即可。食用时少加佐料,味更鲜美。

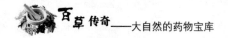

[**功效**]补肾健腰。

【临床应用】

1.治膈食呕吐,不能吞咽　刀豆壳五钱,咸橄榄三粒,半夏三钱。煎汤服(《泉州本草》)。

2.治虚寒呃逆　刀豆壳烧灰存性,研末,每次二三钱,开水送服(《福建中草药》)。

3.治久痢　刀豆荚饭上蒸熟,蘸糖食(《种福堂公选良方》)。

4.治腰痛　刀豆壳烧存性研末,好酒调服,外以皂角烧烟熏之(《万氏家抄方》)。

5.治妇女经闭,腹胁胀痛　刀豆壳焙为末,每服一钱,黄酒下,少加麝香尤妙(《经验广集》)。

6.治喉痹　刀豆壳(烧存性)、膏黛共研末,吹之(《泉州本草》)。

7.治喉癣　刀豆壳烧灰,以二三厘吹之(《张氏秘效方》)。

【古籍记载】

1.《本草纲目》:"温中下气,利肠胃,止呃逆,益肾补元。"

2.《医林纂要》:"和胃,升清,降浊。"

3.《滇南本草》:"治风寒湿气,利肠胃,烧灰,酒送下。子,能健脾。"

4.《四川中药志》:"治胸中痞满及腹痛,疗肾气不归元及痢疾。"

5.李时珍云:"刀豆本草失载,惟近时小书载其暖而补元阳也。又有人病后呃逆不止,声闻邻家。或令取刀豆子烧存性,白汤调服二钱即止。"

【民间传说】

传说一:易袚,湖南名士,长沙宁乡县巷子口镇宁乡县巷市村人,南宋中后期著名学者,为孝宗、宁宗、理宗三朝重臣,与同郡汤璙、王容并称"长沙三俊",与著名词人姜夔为"折节之交"。早时,易祓一直在太学读书,他的妻子曾经寄给他一首词名《一剪梅》来呵责他:"染泪修书寄彦章。贪做前廊,忘却回廊。功名成遂不还乡。石做心肠,铁做心肠,红日三竿懒画妆。虚度韶光,瘦损容光,不知何日得成双。羞对鸳鸯,懒对鸳鸯"。于是,易祓怏怏地回到家中。宋孝宗淳熙十二年,易祓终于获得殿试机会。因为高兴紧张,他居然呃声连连,全家束手无策。邻居有位大娘见了,遂从家中菜园摘了把外形似刀的豆荚煮汤喂他喝,居然止住了。原来这豆荚因形态像刀,俗称"大刀豆",也叫"挟剑豆",在乡间早有人食之,当地农村历来家家都种刀豆。妇女们还采摘鲜嫩的刀豆,巧制刀豆蜜饯,俗称"刀豆花",为迎宾待客、馈赠亲友的珍品。第二天上殿,易祓对答如流,殿试第一,孝宗大喜,召见于便殿,询及楚沩风物,祓于对答中,盛赞邑中妇女巧手制之刀豆花,形、色、味、艺,无不绝妙。后易祓官至礼部,曾以蜜浸刀豆花进献孝宗,孝宗称喜。于是宁乡刀豆花驰名京师。相传自此刀豆花一直被列为"贡品"。后来,人们发现"刀豆"还有降气止呃、温肾助阳的作用,李时珍也曾对其盛赞。此后,人们还发挥集体智慧,把"刀豆"的豆荚、种子做成菜、零食、点心等,广为流传。

传说二:清代冯兆张《冯氏锦囊秘录》记载:有一个人,大病后阳气消耗太过,使得脾胃无力敛气,于是就不停地打嗝,左邻右舍从早听到晚。脾脏的运转像水车规律地运水一样,需要足够的动力保证它的运转和节奏,重复着圆周运动,从而带动体内气机的匀速运转,人的脏腑、气血功能才能处于正常状态,该生成的生成,该灌溉的灌溉,从而维持人的正常生理需求。阳气就是脾脏运转的动力。阳气不足,动力不够,脾脏运转无力,气机没有了"水车"的统领,运动变得散乱无章,甚至气逆上顶,成为"呃逆",症状就是不停地打虚嗝。不像吃饱饭打的嗝那么响亮,这种嗝声音低微,越饿越打,因为阳气不足,吃饱饭后往往要长长地舒一口气,一方面是因为吃饭都觉得很累,另一方面,还要缓慢地理顺、消化吃进胃里的东西。阳虚体质的人在饭后总是肚子胀胀的感觉。冯兆张知道后让这个人找老刀豆,最好是老得"皮开肉绽"的,烧成灰,盛两钱(即 10 克)用白开水送服,吃下去后,打嗝马上就停了。其实这就是借用了老刀豆"下气归元"的神效,既能为肾阳种下阳力的种子,给疲惫不堪的脾胃以动力,又能将散乱上逆的神气拉回来,使其重新回到正常的运转轨道。

【分析点评】

刀豆嫩荚可食用,质地脆嫩,肉厚鲜美可口,清香淡雅,是菜中佳品,炒食、炖煮、腌制皆可。食用时必须注意火候,火候不够会有豆腥味和生硬感,会引起食物中毒。经常食用刀豆能强健脾胃,增进食欲。夏天多食用还可起到消暑、清脾的作用。所以说它是一种大众普及,美味可口的药食用材。

丁　香

【基本情况】

丁香为桃金娘科蒲桃属植物丁香的干燥花蕾。常绿乔木，高达 10～15 米。叶对生，叶柄明显，叶片长方卵形或长方倒卵形，长 5～10 厘米，宽 2.5～5.0 厘米，先端渐尖或急尖，基部狭窄常下展成柄，全缘。花芳香，成顶生聚伞圆锥花序，花径约 6 毫米；花萼肥厚，绿色后转紫色，长管状，先端 4 裂，裂片三角形；花冠白色，稍带淡紫，短管伏，4 裂；雄蕊多数，花药纵裂；子房下位，与萼管合生，花柱粗厚，柱头不明显。主分布于马来群岛及非洲，中国广东、广西等地有栽培。药材主产于坦桑尼亚、马来西亚、印度尼西亚等地。中国广东有少量出产。

【性状鉴定】

真品丁香：外观呈短棒状，长 1～2 厘米，红棕色至暗棕色。下部为圆柱状略扁的萼管，长 1.0～1.3 厘米，宽约 5 毫米，基部渐狭小，表面粗糙。萼管上端有 4 片三角形肥厚的萼，上部近圆球形，具花瓣 4 片，互相抱合。将丁香的花蕾剖开，可见多数雄蕊，花丝向中心弯曲，中央有一粗壮直立的花柱，质坚实而重，放入水中即下沉。丁香富含挥发油，用指甲划之，可见油质渗出，闻之有浓烈的香气。

伪品肉桂子：外观呈倒置卵圆形，长 0.5～1.2 厘米，直径 0.6～0.7 厘米，明显比正品个头小。宿萼呈环状，边缘具不明显的 6 道浅裂，表面暗棕色，有皱纹，下部延长成果柄。宿萼内有椭圆形幼果，黄棕色，顶端稍平截，表面上有微凸的花柱残基；质地不如丁香坚实,入水不沉;用指甲划之无出油现象,闻之虽有香气,但远不如真品浓烈。

【药用价值】

丁香含挥发油,油中主要含丁香油酸、乙酰丁香油酸及丁香烯、甲基正戊酮、甲基正庚酮、香荚兰醛等成分,具抑菌及驱虫作用,多用做芳香、镇静驱风剂,治疗胃痛、腹痛、呕吐、神经痛、牙痛等疾病。丁香不仅为主要药用植物,也是世界名贵的香料植物。

性味归经:辛,温。归脾、胃、肺、肾经。

功能主治:温中,暖肾,降逆。治呃逆,呕吐,反胃,泻痢,心腹冷痛,疝癖,疝气,癣疾。

用法用量:煎汤,1～3克;或入丸、散。外用适量,研末调敷。

注意:热病及阴虚内热者忌服。

【食疗方法】

1.丁香粥

[原料]丁香5克,大米100克,生姜3片,红糖适量。

[制法]生姜切末;将丁香择净,水煎取汁,加大米煮粥;待沸时调入红糖、姜末等,煮至粥熟即成。或将丁香1克,研为细末,待粥沸时与姜末、红糖同入粥中,煮至粥熟服食,每日1剂,连续3～5天。

[功效]温中降逆,温肾助阳。

2.丁香绿茶饮

[原料]丁香花瓣10克,绿茶3克。

[制法]将丁香花瓣洗净切碎,和绿茶搅拌;用温水浸泡绿茶2分钟,把水倒掉,再用沸水泡茶,10分钟后即可饮用。

[功效]清热祛火,增强记忆。

【临床应用】

1.治伤寒咳噫不止及哕逆不定　丁香50克,干柿蒂50克。

焙干,捣罗为散。每服5克,煎人参汤下,无时服(《简要济众方》)。

2.治小儿吐逆 丁香、半夏(生用)各50克。同研为细末,姜汁和丸,如绿豆大。姜汤下二三十丸(《百一选方》)。

3.治朝食暮吐 丁香十五枚研末,加甘蔗汁、姜汁和丸,如莲子大,噙咽之(《摘元方》)。

4.治霍乱,止吐 丁香十四枚,以酒五合,煮取二合,顿服之。用水煮之亦佳(《千金翼方》)。

5.治久心痛不止 丁香25克,桂心50克。捣细,罗为散,每于食前,以热酒调下5克(《太平圣惠方》)。

6.治痈疽恶肉 丁香末敷之,外用膏药护之(《怪证奇方》)。

【古籍记载】

1.《草花谱》:"紫丁香花木本,花为细小丁,香而瓣柔,色紫。"

2.《本草拾遗》:"鸡舌香和丁香同种,花实丛生,其中心最大者为鸡舌香,乃母丁香也。"

3.《开宝本草》:"丁香生交、广、南番,按广州图上丁香,树高丈余,木类桂,叶似栎叶。花圆细,黄色,凌冬不凋。其子出枝蕊上如钉,长三四分,紫色。其中有粗大如山茱萸者,为母丁香。"

【民间传说】

古时候,有个年轻英俊的书生赴京赶考,天色已晚,投宿在路边一家小店。店家父女二人,待人热情周到,书生十分感激,留店多住了两日。店主女儿看书生人品端正、知书达理,便心生爱慕之情;书生见姑娘容貌秀丽,又聪明能干,也十分喜欢。二人月下盟誓,拜过天地,两心相倾。接着,姑娘想考考书生,提出要和书生对对子。书生应诺,稍加思索,便出了上联:"水冷酒,一点,二点,三点。"姑娘略想片刻,正要开口说出下联,店主突然来到,见两人私订终身,气愤之极,责骂女儿败坏门风,有辱祖宗。姑娘哭诉两人真心相爱,求老父成全,但店主执意不肯。姑娘性情刚烈,当即自绝身亡。店主后悔莫及,只得遵照女儿临终嘱托,将女儿安葬在后山坡上。书生悲痛欲绝,再也无心求取功名,遂留在店中陪伴老丈人,翁婿二人在悲伤中度日。不久,后山坡姑娘的坟头上,竟然长满了郁郁葱葱的丁香树,繁花似锦,芬芳四溢。书生惊讶不已,每日上山看丁香,就像见到了姑娘一样。一日,书生见有一白发老翁经过,便拉住老翁,叙说自己与姑娘的坚贞爱情和姑娘临死前尚未对出对联一事。白发老翁听了书生的话,回身看了看坟上盛开的丁香花,对书生说:"姑娘的对子答出来了。"书生急忙上前问道:"老伯何以知道姑娘答的下联?"老翁捋捋胡子,指着坟上的丁香花说:"这就是下联的对子。"书生仍不解,老翁接着说:"水冷酒,一点,两点,三点;丁香花,百头,千头,万头。"上联"水冷酒",三字的偏旁依次是,"水"为一点水,"冷"为二点水,"酒"为三点水。姑娘变成的"丁香花",三字的字首依次是,"丁"为百字头,"香"为千字头,"花"为万字头(繁体)。前后对应,巧夺天工。书生听罢,连忙施礼拜谢:"多谢老伯指点,学生终生不忘。"老翁说:"难得姑娘对你一片痴情,千金也难买,现在她的心愿已化作美丽的丁香花,你要好生相待,让它世世代代繁花似锦,香飘万里。"话音刚落,老翁就无影无踪了。从此,书生每日挑水浇花,从不间断。丁香花开得更茂盛、更美丽了。后人为了怀念这个纯情善良的姑娘,敬重她对爱情坚贞不屈的高尚情操,从此便把丁香花视为爱情之花,而且把这幅"联姻对"叫作"生死对",视为绝句,一直流传至今。

【分析点评】

植物丁香对烟尘、氟化氢、二氧化硫等有毒气体都具有一定的抵抗性,是优良的绿化环保树种。并且丁香花散发浓郁的提神香气,含有的挥发性物质具有杀菌作用,起到了净化空气的作用。因此,丁香的环保价值显著。

冬 瓜

【基本情况】

冬瓜为一年生蔓生或架生草本植物。茎被黄褐色硬毛及长柔毛,有棱沟。叶柄粗壮,长5～20厘米,被黄褐色的硬毛和长柔毛;叶片呈肾状或近圆形,宽15～30厘米,有5～7个浅裂或有中裂,裂片宽三角形或卵形,先端急尖,边缘有小齿,基部深心形,弯缺张开,近圆形,深、宽均为2.5～3.5厘米,表面深绿色,稍粗糙,有疏柔毛,老后渐脱落,变近无毛;背面粗糙,灰白色,有粗硬毛,叶脉在叶背面稍隆起,密被毛。卷须2～3条,被粗硬毛和长柔毛。冬瓜生长期长,产量高,需肥水量较大。原产我国南部及印度,我国南北各地均有栽培,主要供应季节为夏秋季。

【性状鉴定】

真品冬瓜:为葫芦科冬瓜属一年生蔓生或架生草本植物,茎被黄褐色硬毛及长柔毛,有棱沟,叶柄粗壮,被粗硬毛和长柔毛,雌雄同株,花单生,果实长圆柱状或近球状,大型,有硬毛和白霜,种子卵形。

伪品节瓜:又名毛瓜,北瓜。属葫芦科一年生攀援草本植物,是冬瓜的一个变种。茎蔓生,五棱,茎节腋芽会发出侧蔓,故分支力强。抽蔓开始,每个茎节还有卷须,卷须分枝,以后又有花芽,花芽分化成雄花或雌花。果实小,比黄瓜略长而粗,长15～25厘米,径4～10厘米,成熟时皮糙硬毛,无白色蜡质粉被,皮有细毛会扎手。

【药用价值】

冬瓜富含蛋白质、维生素、腺嘌呤、烟酸、矿物质,营养丰富;瓜皮可利水消肿;瓜子可消痈肿,化痰止咳;瓜肉可清热止渴,并可解鱼蟹毒。有利尿消肿、清热、止渴、解毒、减肥等作用,且营养丰富,药食两用,既可以用来煮汤、做冬瓜盅,也可以腌制成糖瓜冬等。

性味归经:微寒、甘,淡。归脾、小肠经。

功能主治:清肺热化痰,清胃热除烦止渴,甘淡渗痢,外用解表散热毒。

用法用量:鲜冬瓜皮9~30克,水煎代茶饮用。冬瓜子煎服,10~15克。

注意:①久病阴虚的人忌食,脾胃虚寒易泄泻者慎用。②久病与阳虚肢冷者忌食。③胃寒疼痛者忌食生冷冬瓜。④女子月经来潮期间和寒性痛经者忌食生冬瓜。

【食疗方法】

1.冬瓜炒蒜苗

[**原料**]冬瓜300克,蒜苗100克,植物油50毫升,淀粉,调味料适量。

[**制法**]先将蒜苗洗净,切成2厘米长的段;冬瓜去皮、瓤,洗净,切成块状;再将炒锅放置火上,加油烧至六成热,投入蒜苗略炒,再放冬瓜块,待炒熟后,加调料适量,淀粉调汁勾芡,最后加味精起锅装盘。

[**功效**]宽胸理气,利肺化痰。

2.冬瓜菠菜羹

[**原料**]冬瓜300克,菠菜200克,羊肉30克,姜、葱适量,淀粉、调味料若干。

[**制法**]先将冬瓜去皮、瓤,洗净切成方块;菠菜择好洗净,切成4厘米长的段;羊肉切薄片,姜切薄片,葱切段。然后将炒锅放

火上,加油烧热,投入葱花,放羊肉片煸炒,接着加入葱段、姜片、菠菜、冬瓜块,翻炒几下,加鲜汤,煮沸约 10 分钟,加入盐、酱油、味精,最后倒入淀粉调匀即成。

[**功效**]补虚消肿,减肥健体。

【**临床应用**】

1.治水气浮肿喘满　大冬瓜一枚,先于头边切一盖子,取出中间瓤不用,用小豆(水淘净)填满冬瓜中,再合上盖子,用竹签固定,以麻线系好,纸筋黄泥通身固济,用糯谷破取糠片两大箩,埋冬瓜在内,以火着糠内煨之,候火尽取出,去泥,刮冬瓜令净,切薄片,焙干。上为细末,水煮面糊为丸,如梧桐子大。每服五十丸,煎冬瓜子汤送下,不拘时候,小溲利为验(《杨氏家藏方》冬瓜丸)。

2.治消渴　冬瓜一枚,削去皮,埋在湿地中,一月将出,破开,取清汁饮之(《圣济总录》)。

3.治消渴能饮水,小便甜,有如脂麸片,日夜六七十起　冬瓜一枚,黄连十两。上截瓜头去瓤,入黄连末,火中煨之,候黄连熟,布绞取汁。一服一大盏,日再服,但服两三枚瓜,以瘥为度。一方云,以瓜汁和黄连末,搓丸如梧桐子大。以瓜汁空腹下三十丸,日再服,不差,增丸数。忌猪肉、冷水(《近效方》)。

4.治小儿乍寒乍热渴者　绞冬瓜汁服之(《千金方》)。

5.治小儿渴利　单捣冬瓜汁饮之(《千金方》)。

【**古籍记载**】

1.《名医别录》:"主治小腹水胀,利小便,止渴。"

2.《日华子本草》:"除烦。治胸膈热,消热毒痈肿;切摩痱子。"

3.《本草图经》:"主三消渴疾,解积热,利大、小肠。"

4.《本草衍义》:"患发背及一切痈疽,削一大块置疮上,热则易之,分散热毒气。"

【民间传说】

传说神农爱民如子,培育了"四方瓜",即东瓜、南瓜、西瓜、北瓜,并命令它们各奔所封的地方安心落户,造福于民。结果,南、西、北瓜各自都到受封的地方去了,唯有东瓜不服从神农的分配,说东方海风大,生活不习惯。神农只好让它换个地方,西方它嫌沙多,北方它怕冷,南方它惧热,最后还是去了东方。神农氏看到冬瓜回心转意了,便高兴地说:"东瓜,东瓜,东方为家。"东瓜立即答道:"是冬瓜不是东瓜,处处都是我的家。"神农氏说:"冬天无瓜,你喜欢叫冬瓜,愿意四海为家,就叫冬瓜吧。"

【分析点评】

药理学研究发现冬瓜中的不少化学成分具有显著的生理活性,不仅具有治疗疾病的药用价值,而且营养丰富、结构合理。用营养质量指数计算得出,冬瓜为有益健康的优质食物。清热生津,解暑除烦,消肿而不伤正气,利尿护肾,热量不高,对于防止人体发胖具有重要意义,可以帮助体形健美。尤其在夏日服用尤为适宜。

榧　子

【基本情况】

榧子,为红豆极科植物榧的种子,呈卵圆形或长卵圆形,长2.0～3.5厘米,直径1.3～2.0厘米。表面灰黄色或淡黄棕色,有纵皱纹,一端钝圆,可见椭圆形的种脐;另一端稍尖。种皮质硬,厚约1毫米。种仁表面皱缩,外胚乳灰褐色,膜质;内胚乳黄白色,肥大,富油性。气微,味微甜而涩。果实大小如枣,核如橄榄,呈椭圆形,富有油脂并有一种特殊香气,很能诱人食欲。生长于山坡,野生或栽培。主产于浙江、湖北、江苏,安徽、湖南、江西、福建等地亦产。

【性状鉴定】

真品榧子:外观呈卵圆形,长2～4厘米,表面灰黄色或淡黄棕色,一端钝圆,有一椭圆形的瘢痕,色较淡,在其两侧各有一个小突起,另一端稍尖;外壳质硬脆,破开后内面红棕色,有麻纹,种仁卵圆形,皱而坚实,表面有灰棕色皱缩的薄膜,仁黄白色,富含油性;闻之气微粗香,口尝味微甜,嚼得越久,味道越甘美。

伪品三尖杉子(粗杉):外观呈纺锤形,长2.0～2.5厘米,个头比正品小,表面棕红色,具纵向条纹;外壳质硬,除去外壳后内种仁表面灰棕色,两侧各具一条明显的边棱,有红棕色或类白色的鳞毛;气微,无香味,口尝味微苦。

临床报道,榧子有较好的杀虫作用,每日吃炒榧子90克,治疗钩虫病、丝虫病效果显著;如配合使君子、蒜瓣煎服,则疗效更佳。而粗榧科三尖杉树的干燥种子不具备上述功效,且按《神农本草经》记载,粗榧的种子有毒,故不可代替榧子使用,入药要仔细辨别,以防误用中毒。

【药用价值】

榧子中脂肪酸和维生素 E 含量较高,经常食用可润泽肌肤、延缓衰老。食用榧子对保护视力有益,因为它含有较多的维生素 A 等有益眼睛的成分,对眼睛干涩、易流泪、夜盲等症状有预防和缓解的功效。

性味归经:甘,平。归肺、胃、大肠经。

功能主治:杀虫消积,润燥通便。用于虫积腹痛,小儿疳积,肺燥咳嗽,大便秘结等。

用法用量:煎服,10～15 克。炒熟嚼服,一次用 15 克。

注意:一般人群均可以食用;腹泻、大便溏薄、咳嗽咽痛且痰黄者忌用。

【食疗方法】

1.榧子牡蛎炖乌鸡

[**原料**]榧子、茯苓、巴戟天各 15 克,莲子(去心)、枸杞子各 25 克,龙骨、补骨脂、赭石、白矾各 10 克,芡实 30 克,琥珀、文蛤、莲花、牡蛎粉各 6 克,乌鸡 1 只,料酒 10 毫升,姜、食盐各 5 克,葱 10 克,味精、胡椒粉各 3 克。

[**制法**]以上药材洗净,装入纱布袋内,扎紧口;乌鸡宰杀后,去毛、内脏及爪;姜拍松,葱切段。将以上原料一起放入炖锅内,加入清水 3 000 毫升,置武火上烧沸,再用文火炖煮 50 分钟,加入食盐、味精、胡椒粉等即可。

[**功效**]补心益肾,固精止泄。

2.榧子鸡蛋

[**原料**]榧子 3 克,鸡蛋 1 个,植物油 30 毫升,盐 2 克。

[**制法**]把鸡蛋打入锅内调散加入盐拌匀,榧子研粉放入。植物油放入热锅内,烧六成熟时,把鸡蛋倒在锅内煎黄、翻面,再煎

黄,加盐调味即成。

[**功效**]止痛驱蛔。

【临床应用】

1.治疗钩虫病　每日吃炒榧子 3~5 两,直至确证大便中虫卵消失为止。有报道曾治 5 例(其中 3 例兼有鞭毛虫),皆经 1 个月左右痊愈。治程中未见不良反应。本品如配合使君子肉、蒜瓣煎服,则疗效更佳。

2.治疗丝虫病　取榧子肉 5 两,头发灰(血余炭)1 两,研末混合调蜜搓成 150 丸。日服 3 次,每次 2 丸,以 4 天为 1 个疗程。据报道,临床观察 20 例,第一个疗程后微丝蚴转阴 4 例,第二个疗程后转阴 9 例,其余大部分患者也有不同程度的好转。治程中除 1 例服药后有轻度头晕外,其他皆无不良反应。初步认为本品对杀灭微丝蚴有一定作用。

3.治寸白虫　榧子日食七颗,满七日(《食疗本草》)。

4.治白虫　榧子一百枚。去皮,能食尽佳,不能者,但啖五十枚亦得,经宿虫消自下(《肘后备急方》)。

5.治十二指肠虫、蛔虫、蛲虫等　榧子(切碎)一两,使君子仁(切细)一两,大蒜瓣(切细)一两。水煎去滓,一日三回,食前空腹时服(《现代实用中药》)。

6.治卒吐血出　先食蒸饼两三个,以榧子为末,白汤服三钱,日三服(《圣济总录》)。

【古籍记载】

1.《本草经疏》:"榧实,《神农本草经》谓其味甘无毒,然尝其味,多带微涩,详其用,应是有苦,气应微寒。五痔三虫,皆大肠湿热所致,性苦寒能泻湿热,则大肠清宁而二证愈矣。"

2.《本草新编》:"按榧子杀虫最胜,但从未有用入汤药者,切片用之至妙,余用入汤剂,虫痛者立时安定,亲试屡验,故敢告人共享也。凡杀虫之物,多伤气血,惟榧子不然。"

3.《神农本草经》:"主腹中邪气,去三虫,蛇螫。"

4.《别录》:"主五痔。"

【民间传说】

相传秦王嬴政二十五年,东巡江南,登会稽山,祭禹陵,途径诸暨。在会稽诸暨交界山上勒石为碑。诸暨官府闻之秦皇驾临,精心安排接驾。命令当地山民精心挑选炒制榧子。地方官员奉上诸暨特产,山珍玉果。

秦始皇一经品尝,感觉又香又鲜,甚合口味。龙颜大悦,问曰:"此果何名?"答曰:"乡民称柀实,榧子。"秦始皇脱口而出:"此果香脆可口,世之珍果也,应称香榧。

【分析点评】

中医药学认为,榧子具有消除疳积、润肺滑肠、化痰止咳之功能,适用于多种便秘、疝气、痔、消化不良、食积、咳痰症状。榧子可以用于多种肠道寄生虫病,如小儿蛔虫、蛲虫、钩虫等,其杀虫能力与中药使君子相当。榧子不要与绿豆同食,否则容易发生腹泻。

葛　根

【基本情况】

葛根为豆科植物野葛的干燥根,习称野葛。粗壮藤本,长可达 8 米,全体被黄色长硬毛,茎基部木质,有粗厚的块状根。羽状复叶具 3 小叶;托叶背着,卵状长圆形,具线条;小托叶线状披针形,与小叶柄等长或较长;小叶三裂,偶尔全缘,顶生小叶宽卵形或斜卵形,长 7～15 厘米,宽 5～12 厘米,先端长渐尖,侧生小叶斜卵形,稍小,上面被淡黄色、平伏的硫柔毛,下面较密;小叶柄被黄褐色绒毛。总状花序长 15～30 厘米,中部以上有颇密集的花;苞片线状披针形至线形,远比小苞片长,早落;小苞片卵形,长不及 2 毫米;花 2～3 朵聚生于花序轴的节上;花萼钟形,长 8～10 毫米,被黄褐色柔毛,裂片披针形,渐尖,比萼管略长;花冠长 10～12 毫米,紫色;旗瓣倒卵形,基部有 2 耳,以及一黄色硬痂状附属体,具短瓣柄;翼瓣镰状,较龙骨瓣为狭,基部有线形、向下的耳;龙骨瓣镰状长圆形,基部有极小、急尖的耳;对旗瓣的 1 枚雄蕊仅上部离生;子房线形,被毛。荚果长椭圆形,长 5～9 厘米,宽 8～11 毫米,扁平,被褐色长硬毛。花期 9～10 月,果期 11～12 月。主要分布于广东、广西、湖南、四川、云南等地。

【性状鉴定】

伪品粉葛:形状呈圆柱形、类纺锤形或半圆柱形,长 12～15 厘米,直径 4～8 厘米;有的为纵切或斜切的厚片,大小不一。表面黄白色或淡棕色,未去外皮的呈灰棕色。横切面可见由纤维形成的浅棕色同心性环纹,纵切面可见由纤维形成的数条纵纹。体

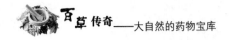

重,质硬,富粉性。

真品葛根:豆科植物野葛的干燥根,藤本植物,根圆柱状,肥大,全株被黄色长硬毛。三出复叶,具长柄;顶生小叶菱状卵形,先端渐尖,有时有三浅裂,下面有粉霜,两面被糙毛;侧生小叶宽卵形,有时有三浅裂;托叶盾形,小托叶针状。总状花序腋生,花密;萼钟形,内外均有黄色柔毛;花冠蓝紫色或紫色;子房线形。荚果条状,被黄色长硬毛。药材呈纵切的长方形厚片或小方块,长5~35厘米,厚0.5~1.0厘米。外皮淡棕色,有纵皱纹,粗糙。切面黄白色,纹理不明显。质韧,纤维性强,气微,味微甜。

【药用价值】

葛根内含12％的黄酮类化合物,如葛根素、大豆黄酮苷、花生素等,还有蛋白质、氨基酸、糖和人体必需的铁、钙、铜、硒等矿物质,是老少皆宜的名贵滋补品,有"千年人参"之美誉。

性味归经:甘,辛,凉。归肺、胃经。

功能主治:解肌生津,透疹,退热,升阳止泻。用于外感发热、头痛、口渴、麻疹不透等。

用法用量:煎汤,9~15克;或捣汁。外用适量,捣敷。

注意:葛根属根茎类,多吃难消化,易于动呕,胃寒者、肠胃功能差者要少吃。

【食疗方法】

1.葛根老桑枝煲鲮鱼

[原料]葛根250克,老桑枝60克,鲮鱼1条(约200克)。

[制法]鲮鱼去鳞,内脏洗净。葛根去皮,切块,与老桑枝入锅加适量清水,煎至红色后下鲮鱼,煎至熟烂,饮汤吃葛。

[功效]解痉活经,祛骨痛及颈项强痛,伸屈不舒。

2.葛根黑木耳煲瘦肉

[原料]葛根250克,黑木耳12克,猪瘦肉150克。

[制法]葛根去皮洗净,切块。黑木耳用清水浸发洗净,同瘦

肉煲汤。饮汤吃肉。

　　[功效]祛瘀通脉活血。

【临床应用】

　　1.治太阳病,项背强几几,无汗恶风　葛根四两,麻黄三两(去节),桂枝二两(去皮),生姜三两(切),甘草二两(炙),芍药二两,大枣十二枚(擘)。上七味,以水一斗,先煮麻黄、葛根,减二升,去白沫,纳诸药,煮取三升,去渣,温服一升,覆取微似汗(《伤寒论》葛根汤)。

　　2.治太阳病,桂枝证医反下之,利遂不止,脉促(表未解也),喘而汗出　葛根半斤,甘草二两(炙),黄芩三两,黄连三两。上四味,以水八升,先煮葛根,减二升,纳诸,煮取二升,去滓,分温再服(《伤寒论》葛根黄芩黄连汤)。

　　3.治伤寒温疫,风热壮热,头痛、肢体痛,疮疹已发未发　升麻、干葛(细锉)、芍药、甘草(锉,炙)各等份。同为粗末,每服四钱,水一盏半,煎至一盏,量大小与之,温服无时(《阎氏小儿方》升麻葛根汤)。

　　4.治斑疹初发,壮热,点粒未透　葛根、升麻、桔梗、前胡、防风各一钱,甘草五分。水煎服(《全幼心鉴》)。

　　5.治热毒下血,或因吃热物发动　生葛根二斤,捣取汁一升,并藕汁一升,相和服(《梅师集验方》)。

　　6.治心热吐血不止　生葛根汁半大升,顿服(《广利方》)。

【古籍记载】

　　1.《药品化义》:"葛根,根主上升,甘主散表,若多用二三钱,能理肌肉之邪,开发腠理而出汗,属足阳明胃经药,治伤寒发热,鼻干口燥,疟疾热重。盖麻黄、紫苏专能攻表,而葛根独能解肌耳。因其性味甘凉,能鼓舞胃气,若少用五六分,治胃虚热渴,酒毒呕吐,胃中郁火,牙疼口臭。或佐健脾药,有醒脾之力。且脾主肌肉,又主四肢,如阳气郁遏于脾胃之中,状非表证,饮食如常,但肌表及四肢发热如火,以此同升麻、柴胡、防风、羌活,升阳散火,清肌退热,薛立斋常用剂也。若金疮、若中风、若痉病以致口噤者,捣生葛根汁,同竹沥灌下即醒;干者为末,酒调服亦可。痘疮难出,以此发之甚捷。"

2.《本经逢原》:"葛根轻浮,生用则升阳生津,熟用则鼓舞胃气,故治胃虚作渴,七味白术散用之。又清暑益气汤兼黄柏用者,以暑伤阳阴,额颅必胀,非此不能开发也。"

3.《药医学丛书》:"葛根,斑疹为必用之药,亦并非已见点不司用,痧麻均以透达为主,所惧者是陷,岂有见点不可用之理。惟无论痧麻,舌绛且干者,为热入营分,非犀、地黄不办,误用葛根,即变证百出,是不可不知也。又凡伤寒阳明证已见,太阳未罢,得葛根良。太阳已罢,纯粹阳明经证,得葛根亦良。惟温病之属湿温及伏暑、秋邪者不适用,此当于辨证加之注意。若一例横施,伏暑、秋邪得此,反见白,则用之不当之为害也。"

【民间传说】

相传盛唐年间,某山脚下住着一对夫妻,男称付郎,女叫畲女,男读女耕。十年寒窗,付郎高中进士,本是喜从天降,付郎却烦恼满怀,只因长安城里富家女子个个艳若牡丹,丰盈美丽,想妻子长年劳作,瘦弱不堪,于是有心休掉畲女。他托乡人带信回家,畲女打开只见两句诗"缘似落花如流水,驿道春风是牡丹",畲女明白付郎要将自己抛弃,终日茶饭不思,以泪洗面,更是容颜憔悴。山神得知后,怜爱善良苦命的畲女,梦中指引畲女每日到山上挖食葛根。不久,畲女竟脱胎换骨,变得丰盈美丽,光彩照人。付郎托走乡人后,思来想去:患难之妻,怎能抛弃?!于是快马加鞭,赶回故里,发现妻子变得异常美丽,更加大喜过望,夫妻团圆,共享荣华。从此畲族女子便有了吃食葛根的习俗,而且个个胸臀丰满,体态苗条,肤色白皙。

【分析点评】

葛根的主要有效成分是葛根素和葛根总黄酮,具有扩张冠状动脉、改善心肌代谢、抗心律失常、改善微循环和脑循环、降血压、降糖降脂等作用,其有效成分葛根素还被制成注射剂应用于临床,治疗冠心病、心绞痛、心肌梗死、脑梗死、糖尿病等疾病。所以葛根既有药用价值,又有营养保健之功效。

覆盆子

【基本情况】

覆盆子为蔷薇科植物华东覆盆子的干燥果实,由多数小核果聚合而成,呈圆锥形或扁圆锥形,高 0.6～1.3 厘米,直径 0.5～1.2 厘米。表面黄绿色或淡棕色,顶端钝圆,基部中心凹入。宿萼棕褐色,下有果梗痕。小果易剥落,每个小果呈半月形,背面密被灰白色茸毛,两侧有明显的网纹,腹部有突起的棱线。体轻,质硬。气微,味微酸涩。分布于河北、河南、山东、山西、江苏、安徽、云南、浙江、江西、湖南、湖北、福建、广西、广东、陕西、甘肃等地。

【性状鉴定】

真品覆盆子:为未成熟的干燥聚合果,由多数小果集合而成,全体呈圆锥形、扁圆形或球形,直径4～9毫米,高5～12毫米,表面灰绿色带灰白色毛茸。上部钝圆,底部扁平,有棕褐色的总苞,五裂,总苞上生有棕色毛,下面常带果柄,脆而易脱落。小果易剥落,每个小果具三棱,呈半月形,背部密生灰白色毛茸,两侧有明显的网状纹;剖开后,内含棕色种子1枚;闻之气味清香,口尝味甘微酸。

伪品悬钩子:外形与覆盆子相似,但个头较小,直径仅为1.5～2.0毫米,表面灰棕色或深棕褐色,密被短绒毛;剖开后内藏种子有明显的纵沟;口尝亦味甜而酸,但闻之无覆盆子的清香气。

【药用价值】

覆盆子富含有机酸、糖类及少量维生素 C。果实中还含有三萜成分、覆盆子酸、鞣花酸和β谷甾醇。覆盆子果供食用,果实含有相当丰富的维生素 A、维生素 C,钙、钾、镁等及大量纤维。每100 克覆盆子,水占 87%,含蛋白质 0.9 克、纤维4.7 克,能提供209.3 千焦的能量。覆盆子能有效缓解心绞痛等心血管疾病,但有时会造成轻微的腹泻。

性味归经:甘、酸,温。归肝、肾、膀胱经。

功能主治:益肾固精缩尿,养肝明目。用于遗精滑精,遗尿尿频,阳痿早泄,目暗昏花。

用法用量:煎服,5~10 克。

注意:肾虚有火,小便短涩者慎服。

【食疗方法】

1.覆盆白果煲猪肚

[**原料**]猪肚 150 克,覆盆子 10 克,鲜白果 100 克,花椒、盐适量。

[**制法**]猪肚洗净后切小块,覆盆子、白果洗净沥干,白果炒熟去壳;将覆盆子、猪肚、白果一起放入砂锅里,倒入约 500 毫升的清水,旺火煮沸,文火煲至猪肚烂熟,然后加盐、花椒调味即可。

[**功效**]滋补肝肾,固精缩尿。

2.覆盆蜂蜜羹

[**原料**]覆盆子 10 克,蜂蜜少许。

[**制法**]覆盆子洗净沥干,取汁煎为果,仍少加蜜,或熬为稀汤,点服。

[**功效**]温肺祛寒。

【临床应用】

1.治阳事不起　覆盆子酒浸,焙研为末,每旦酒服三钱(《濒湖集简方》)。

2.治肺虚寒　覆盆子取汁煎为果,仍少加蜜,或熬为稀饧,点服(《本草衍义》)。

3.治肾虚不固所致的遗精、滑精、遗尿、尿频;填精补髓,疏利肾气,不问下焦虚实寒热,服之自能平秘　枸杞子八两,菟丝子八两(酒蒸,捣饼),五味子二两(研碎),覆盆子四两(酒洗,去目),车前子二两(扬净)。上药,俱择精新者,焙晒干,共为细末,炼蜜丸,梧桐子大。每服,空心九十丸,上床时五十丸,百沸汤或盐汤送下,冬月用温酒送下(《摄生众妙方》五子衍宗丸)。

【古籍记载】

1.《本草经疏》:"覆盆子,其主益气者,言益精气也。肾藏精,肾纳气,精气充足,则身自轻,发不白也。苏恭主补虚续绝,强阴建阳,悦泽肌肤,安和脏腑。甄权主男子肾精虚竭,阴痿,女子食之有子。大阴主安五脏,益颜色,养精气,长发,强志。皆取其益肾添精,甘酸收敛之义耳。"

2.《本草通玄》:"覆盆子,甘平入肾,起阳治痿,固精摄溺,强肾而无燥热之偏,固精而无凝涩之害,金玉之品也。"

3.《本草述》:"覆盆子,方书用之治劳倦虚劳等证,或补肾元阳,或益肾阴气,或专滋精血,随其所宜之主,皆能相助为理也。"

4.《本草正义》:"覆盆,为滋养真阴之药,味带微酸,能收摄耗散之阴气而生精液,故寇宗奭谓益肾缩小便,服之当覆其溺器,语虽附会,尚为有理。《神农本草经》谓其主安五脏,脏看阴也。月子皆坚实,多能补中,况有酸收之力,自能补五脏之阴而益精气。凡子皆重,多能益肾,而此又专入肾阴,能坚肾气,强志倍力有子,皆补益肾阴之效也。"

【民间传说】

传说古时有几个男人发现了这种野果,由于酸甜可口就吃了不少,晚上小便时,感到力量充足,小便将尿盆都冲翻了个,由此发现了这种野果壮阳功效强大,就用覆盆子来命名它。了解了其名称的由来,也就对其功效有了深刻的认识。

【分析点评】

覆盆子果实酸甜可口,有"黄金水果"的美誉。长期食用,能有效地保护心脏,预防高血压、动脉壁粥样硬化,心脑血管脆化、破裂等心脑血管疾病。

甘 草

【基本情况 】

甘草为豆科植物甘草、胀果甘草或光果甘草的干燥根和根茎。呈圆柱形,长 25～100 厘米,直径 0.6～3.5 厘米。外皮松紧不一。表面红棕色或灰棕色,具明显的纵皱纹、沟纹、皮孔及稀疏的细根痕。质坚实,断面略显纤维性,黄白色,粉性,形成明显层环、放射状射线,有的有裂隙。根茎呈圆柱形,表面有芽痕,断面中部有髓。气微,味甜而特殊。喜阴暗潮湿,日照长气温低的干燥气候。甘草多生长在干旱、半干旱的荒漠草原、沙漠边缘和黄土丘陵地带。根和根状茎供药用。甘草主要分布于内蒙古、宁夏、新疆、甘肃;家种甘草主产于甘肃的河西走廊,陇西的周边,宁夏部分地区。

【性状鉴定 】

真品甘草:外形为圆柱形,不分支,多截成 30～120 厘米的段,直径 0.6～3.3 厘米。带皮的甘草,外皮松紧不等,表面呈红棕色、棕色或灰绿色,具有显著的纵皱纹、沟纹及稀疏的细根痕,皮孔横生,微突起,呈暗黄色;两端切面平齐,切面中央稍下陷;质坚实而重,断面显纤维性,黄白色,粉性足,有一明显的环纹和菊花心,常形成裂隙;闻之微具特异的香气,用口尝之味甜而特殊。

伪品刺果甘草:外观虽也呈圆柱形,但顶端有多数茎残基,表面灰棕色,具有纵横纹但不明显,皮孔横生;横断面灰白色,木部浅黄色,中央有小型的髓,不具备环纹和菊花心这一特征;闻之气微,口尝味苦涩。

【药用价值】

甘草主要含有甘草甜素、甘草酸、甘草次酸、甘草黄苷、甘草素、甘草苦苷、异甘草黄苷、二羟基甘草次酸、甘草西定、甘草醇、5-0-甲基甘草醇、异甘草醇等。甘草次酸有类去氧皮质酮类作用，对慢性肾上腺皮质功能减退有良好功效；甘草制剂能促进胃部黏液形成和分泌，延长上皮细胞寿命，有抗炎活性，常用于慢性溃疡和十二指肠溃疡的治疗；甘草所含黄酮具有消炎、解痉和抗酸作用。

性味归经：甘，平。归心、肺、脾、胃经。

功能主治：补脾益气，清热解毒，祛痰止咳，缓急止痛，调和诸药。用于脾胃虚弱，倦怠乏力，心悸气短，咳嗽痰多，脘腹、四肢挛急疼痛，痈肿疮毒。

用法用量：煎服，1.5～9.0克。生用性微寒，可清热解毒；蜜炙药性微温，并可增强补益心脾之气和润肺止咳作用。

注意：不宜与京大戟、芫花、甘遂同用。

【食疗方法】

1. 甘草藕汁

[**原料**]甘草6克，藕500克。

[**制法**]把藕洗净，切成细丝，用纱布绞取汁液；甘草洗净，把甘草放入锅内，加入200毫升水，煎煮25分钟，滤去甘草，留药液，把藕汁与甘草液混合均匀即成。

[**功效**]清肺润燥，生津凉血。

2. 甘麦大枣汤

[**原料**]生甘草10克，大枣（去核）10枚，小麦50克。

[**制法**]共放入砂锅内，加水煮至小麦开花，去大枣即可食用。

[**功效**]益气养血，清心安神。

【临床应用】

1. 治营卫气虚，脏腑怯弱，心腹胀满，全不思食，肠鸣泄泻，呕

哕吐逆 人参(去芦)、茯苓(去皮)、甘草(炙)、白术各等份。上为细末,每服二钱,水一盏,煎至七分,通口服,不拘时。入盐少许,白汤点亦得(《太平惠民和剂局方》四君子汤)。

2.治肺痿吐涎沫而不咳者 甘草四两(炙),干姜二两(炮)。上药细切,以水三升,煮取一升五合,去滓,分温再服(《金匮要略》甘草干姜汤)。

3.治热嗽 甘草二两,猪胆汁浸五宿,漉出炙香,捣罗为末,炼蜜和丸,如绿豆大,食后薄荷汤下十五丸(《圣济总录》凉膈丸)。

4.治伤寒脉结代,心动悸 甘草(炙)四两,生姜(切)三两,人参二两,生地黄一斤,桂枝(去皮)三两,阿胶二两,麦门冬(去心)半斤,麻仁半升,大枣三十枚。上九味,以清酒七升,水八升,先煮八味,取三升,去滓,内胶烊消尽,温服一升,日三服(《伤寒论》炙甘草汤,一名复脉汤)。

5.治少阴病二三日,咽痛,予甘草汤不瘥 桔梗一两,甘草二两。上二味,以水三升,煮取一升,去渣,温分再服(《伤寒论》桔梗汤)。

6.治失眠、烦热、心悸 甘草一钱,石菖蒲五分至一钱。水煎服。每日一剂,分二次内服(江西赣州《草医草药简便验方汇编》)。

【古籍记载】

1.李杲曰:"甘草,阳不足者补之以甘,甘温能除大热,故生用则气平,补脾胃不足,而大泻心火;炙之则气温,补三焦元气,而散表寒,除邪热,去咽痛,缓正气,养阴血。凡心火乘脾,腹中急痛,腹皮急缩者,宜倍用之。其性能缓急,而又协和诸药,使之不争,故热药得之缓其热,寒药得之缓其寒,寒热相杂者,用之得其平。"

2.《汤液本草》:"附子理中用甘草,恐其僭上也;调胃承气用甘草,恐其速下也;二药用之非和也,皆缓也。小柴胡有柴胡、黄芩之寒,人参、半夏之温,其中用甘草者,则有调和之意。中不满而用甘为之补,中满者用甘为之泄,此升降浮沉也。凤髓丹之甘,缓肾急而生元气,亦甘补之意也。《经》云,以甘补之,以甘泻之,以甘缓之。所以能安和草石而解诸毒也。于此可见调和之意。夫五味之用,苦直行而泄,辛横行而散,酸束而收敛,咸止而软坚,甘上行而发。如何《本草》言下气?盖甘之味有升降浮沉,可上可下,可内可外,有和有缓,有补有泄,居中之道尽矣。"

3.《本草衍义补遗》:"甘草味甘,大缓诸火。下焦药少用,恐大缓不能直达。"

4.《本草汇言》:"甘草,和中益气,补虚解毒之药也。健脾胃,固中气之虚羸,协阴阳,和不调之营卫。故治劳损内伤,脾气虚弱,元阳不足,肺气衰虚,其甘温平补,效与参、芪并也。又如咽喉肿痛,佐枳实、鼠粘,可以清肺开咽;痰涎咳嗽,共苏子、二陈,可以消痰顺气。佐黄芪、防风,能运毒走表,为痘疹气血两虚者,首尾必资之剂。得黄芩、白芍药,止下痢腹痛;得金银花、紫花地丁,消一切疔毒;得川黄连,解胎毒于有生之初;得连翘,散悬痈于垂成之际。凡用纯热纯寒之药,必用甘草以缓其势,寒热相杂之药,必用甘草以和其性。高元鼎云,实满忌甘草固矣,若中虚五阳不布,以致气逆不下,滞而为满,服甘草七剂即通。"

5.《本草通玄》:"甘草,甘平之品,独入脾胃,李时珍曰能通入十二经者,非也。稼穑作甘,土之正味,故甘草为中宫补剂。《别录》云,下气治满,甄权云,除腹胀满,盖脾得补则善于健运也。若脾土太过者,误服则转加胀满,故曰脾病人毋多食甘,甘能满中,此为土实者言也。世俗不辨虚实,每见胀满,便禁甘草,何不思之甚耶?"

6.《本草正》:"甘草,味至甘,得中和之性,有调补之功,故毒药得之解其毒,刚药得之和其性,表药得之助其外,下药得之缓其速。助参、芪成气虚之功,人所知也,助熟地疗阴虚之危。祛邪热,坚筋骨,健脾胃,长肌肉。随气药入气,随血药入血,无往不可,故称国老。惟中满者勿加,恐其作胀;速下者勿入,恐其缓功,不可不知也。"

【民间传说】

南朝有一个名医,叫陶弘景。他不仅是著名的医药学家,还是有名的道士、思想家、文学家。他从小聪明过人,学识渊博,早年入朝为官。在他36岁时,因想回归大自然,过田园生活,便辞官入茅山隐居。其间,他不时收到梁武帝让人传来的国家时事动态,为朝廷出谋划策,被人称为"山中宰相"。同时,他还编撰书稿,写炼丹笔记,也经常给人治病。他治疗的病人很多,各种各样的病人,几乎张张药方中都少不了一味甘草。有不懂医道的病人问陶弘景,说:"陶大人啊,为什么你给人治病,每付药里都有甘草呢?难道甘草能治百病吗?"陶弘景笑了,说:"我研究《神农本草经》多年,甘草可是一味不可或缺的好药啊。它本身性情甘平补益,又能缓能急,对药方中一些性情猛烈或懒缓的药物,可以起到监之、制之、敛之、促之的作用;在不同的药方中,可为君为臣、为佐为使,能调和众药,使药效更好地发挥。在药的王国里,往小里说,甘草是和事佬;往大里说,甘草是国之药老。它发挥的作用就像一个国家的国老一样。我这样说,你可明白为什么我十方九甘草了吧?"病人连连点头称是。从此,人们爱把甘草称为国老。

【分析点评】

甘草具有解毒、祛痰、止痛、解痉以至抗癌等药理作用。在中医上,甘草补脾益气,止咳润肺,缓急解毒,调和百药。临床应用分"生用"与"蜜炙"之别。生用主治咽喉肿痛,痈疽疮疡,胃肠道溃疡以及解药毒、食物中毒等;蜜炙主治脾胃功能减退、大便溏薄、乏力发热,以及咳嗽、心悸等。

高 良 姜

【基本情况】

高良姜,为姜科植物高良姜的干燥根茎,别名风姜、小良姜、高凉姜、良姜、蛮姜、佛手根、海良姜。夏末秋初采挖,除去须根和残留的鳞片,洗净,切段,晒干。高良姜为多年生草本,高30～110厘米。根茎圆柱状形,横生,棕红色,直径1.0～1.5厘米,具节,节上有环形膜质鳞片,节上生根。茎丛生,直立。叶无柄或近无柄;叶片线状披针形。高良姜味辛,性热,归脾、胃经,有温胃止呕、散寒止痛的功效,常用于治疗脘腹冷痛,胃寒呕吐,嗳气吞酸。生长在路边、山坡的草地或灌木丛中。分布于广东的海南及雷州半岛、广西、云南、台湾等地。

【性状鉴定】

真品高良姜:外观呈圆柱形,多弯曲,有分枝,直径在1.0～1.5厘米,节间长0.2～1.0厘米,表面有细密的纵皱纹及波状环节,下侧面有圆形的细根残痕;表面为暗红棕色;闻之气味芳香,口尝味辛辣。

伪品大高良姜:外观与真品高良姜基本相同,也呈圆柱形,多弯曲,有分支,长8～12厘米,但较粗壮,直径1～3厘米;表面颜色较浅,呈灰棕色至淡红棕色,表面较粗糙,有黄色或灰棕色波状环节,质坚韧而较疏松;气芳香但不浓烈,味微辛,微辣。

【药用价值】

高良姜根茎含有高良姜素、山奈、皮素及挥发油。其油的主要成分为1,8-桉叶素和桂皮酸甲脂。高良姜的辛辣成分为高良姜酚。有温脾胃、祛风寒、行气止痛的作用。

性味归经:辛,热。归脾、胃经。

功能主治:温胃散寒,消食止痛。用于脘腹冷痛,胃寒呕吐,嗳气吞酸。

用法用量:煎汤,3～6克。

注意:阴虚有热者禁服。胃热者忌服。胃火作呕,伤暑霍乱,火热注泻,心虚痛,法咸忌之。

【食疗方法】

1.高良姜酒

[**原料**]高良姜70克,藿香50克,黄酒500毫升。

[**制法**]先将高良姜用火炙出焦香,打碎;藿香切碎,一同置砂锅中,加入黄酒,煮至三四沸,过滤去渣即成。

[**功效**]暖胃散寒,芳香化浊,理气止痛。

2.高良姜陈皮粥

[**原料**]高良姜(切片)25克,陈皮5克,粳米适量。

[**制法**]将准备好的食材一起放入锅中煮粥。

[**功效**]适用于腹痛者服用。

3.高良姜炖鸡

[**原料**]雄鸡1只,高良姜、草果各10克,陈皮、胡椒各5克,葱、盐、醋、酱油适量。

[**制法**]鸡宰杀去毛及内脏,洗净切块,备用。锅中加适量水,放入鸡块、高良姜、草果、陈皮、胡椒、葱等调料。文火炖至肉烂脱骨即可食用。

[**功效**]补虚散寒,理气止痛。

【临床应用】

1.治心腹绞痛如刺,两胁支满,烦闷不可忍　高良姜五两,厚朴二两,当归、桂心各三两。上四味,以水升,煮取一升八合,分三服,日二。若一服痛止,便停,不须服;若强人为二服,劣人分三服(《备急千金要方》高良姜汤)。

2.治心脾痛 高良姜、槟榔等份,各炒。上为细末,米调下(《百一选方》)。

3.治心口一点痛,乃胃脘有滞或有虫,多因恼怒及受寒起,遂致终身不瘥 高良姜(酒洗七次,焙,研)、香附子(洗七次,焙,研)。上二味,须各焙、各研、各贮。如病因寒而得者,用高良姜二钱,香附末一钱;如病因怒而得者,用良姜一钱,香附末二钱;如因寒怒兼有者,用高良姜一钱,香附末一钱五分,以米饮汤加入姜汁一匙,盐一撮,为服之(《良方集腋》良附丸)。

4.治霍乱吐痢腹痛 高良姜,火炙令焦香。每用五两,破,以酒一升,煮取三四沸,顿服(《肘后备急方》)。

5.治诸寒疟疾 良姜、白姜各等份。二味火上煅,留性,为末。每服三钱,雄猪胆一个,水一盏,温和胆汁调下(《续本事方》)。

6.治风牙疼痛,不拘新久,亦治腮颊肿痛 良姜一块(约二寸),全蝎一枚(瓦上焙干)。上为末。以手指点药,如齿药用,须擦令热彻,须臾吐出少涎,以盐汤漱口(《百一选方》逡巡散)。

【古籍记载】

1.《名医别录》:"主暴冷、胃中冷逆、霍乱腹痛。"

2.《药性论》:"治腰内久冷,胃气逆、呕吐。治风,破气,腹冷气痛;去风冷痹弱,疗下气冷逆冲心,腹痛,吐泻。"

3.《本草拾遗》:"下气,益声。煮作饮服之,止痢及霍乱。"

4.《日华子本草》:"治转筋泻痢,反胃呕食,消宿食。"

5.《本草图经》:"治忽心中恶,口吐清水者,取根如骰子块,含之咽津,逡巡即瘥;若(口中)臭亦含咽,更加草豆蔻同为末,煎汤

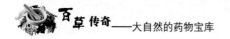
常饮之佳。"

【民间传说】

苏东坡是北宋的大文学家,既热爱生活也乐于享受各种美食。因为他和当时掌权的宰相政见不合,从京城被贬到惠阳当小官。那时,广东是岭南瘴疠之地,北方人很难适应这里的环境。

苏东坡刚到惠阳时水土不服,经常上吐下泻,周围又没有亲人照顾,一下子消瘦了很多,心情很苦闷。因为苏东坡以前在京城做大官的时候很清廉,关心老百姓疾苦,所以名声非常好。住在附近的邻居们都非常仰慕苏东坡,经常过来帮忙、送菜,但苏东坡的肠胃却总不见好,吃什么都没有胃口。

一天,有个邻居打听到苏东坡特别爱吃肘子,特意为他做了一道红烧肘子。这道菜看起来色泽红亮,闻起来香气四溢,立刻勾起了他的食欲。肘子吃起来肥而不腻,香辣可口。吃完后,苏东坡觉得意犹未尽,并且感觉肠胃也舒服多了。作为美食家的苏东坡,品尝过各类美味,觉得这道红烧肘子味道与众不同,便询问邻居菜里加了什么特别的调料。邻居告诉他说,只比其他人做的肘子里多加了本地特产的姜。当地人平常多用此姜来炒菜或泡水喝,对肠胃很有好处。

自此以后,苏东坡让人炒菜的时候都要放入这种调料,他的身体很快就恢复了,又可以尽享南方各种美食了。苏东坡在惠阳生活得十分惬意,写下了"日啖荔枝三百颗,不辞长做岭南人"的诗句。因为这种姜出于古高凉郡(今广东惠州一带),外形又和生姜很相像,当地的老百姓将其称为"膏药凉姜",后因谐音而讹称为"高良姜"。其味道没有生姜那么辛辣,既可用当食材也可做药用。

【分析点评】

高良姜根茎含有高良姜素、山柰、皮素及挥发油。其油的主要成分为 1,8-桉叶素和桂皮酸甲脂。高良姜的辛辣成分为高良姜酚,有温脾胃、祛风寒、行气止痛的作用。可用于治疗慢性胃炎、胆汁反流性胃炎和溃疡病之胃痛;治疗消化不良和食欲不振;治疗慢性肠炎,大便稀薄。

花　椒

【基本情况】

花椒为芸香科植物青椒或花椒的干燥成熟果皮。落叶小乔木,高可达 7 米;茎干有刺,枝有短刺,当年生枝被短柔毛。叶轴常有甚狭窄的叶翼;小叶对生,卵形,椭圆形,稀披针形,叶缘有细裂齿,齿缝有油点。叶背被柔毛,叶背干有红褐色斑纹。花序顶生或生于侧枝之顶,花被片黄绿色,形状及大小大致相同;花柱斜向背弯。果紫红色,散生微凸起的油点。花期 4～5 月,果期 8～9 月或 10 月。主产于青海(循化)、甘肃、陕西南部、四川西部及西北部(理县、黑水、茂县、宝兴等县),多见于海拔 2 500～3 200 米山地。

【性状鉴定】

真品花椒:为 2～3 个上部离生的小骨朵果集生于小果梗上,每一个骨朵果沿腹缝线开裂,直径 0.4～0.5 厘米,外表面紫色或棕红色,并有多数疣状突起的油点。内表面淡黄色,光滑。内果与外果皮常与基部分离。气香,味麻辣而持久。

伪品花椒:为 5 个小骨朵果并生,呈放射状排列,状似梅花。每一骨朵果从顶开裂,外表呈绿褐色或棕褐色,略粗糙,有少数圆点状突起的小油点。香气较淡,味辣微麻。

【药用价值】

花椒果实的挥发油中含量最多的是 4-松油烯醇,占 13.46%,另有辣薄荷酮占 10.64%,芳樟醇占 9.10%,香桧烯占 9.7%,

柠檬烯占 7.30％,邻-聚伞花素占 7.00％,月桂烯占 3.00％,以及 α-和 β-蒎烯、α-松油醇等。

性味归经:辛,温。归脾、胃、肾经。

功能主治:温中止痛,杀虫止痒。用于脘腹冷痛,呕吐泄泻,虫积腹痛;外用:湿疹,阴痒。

用法用量:煎汤,3～6 克。外用适量,煎汤熏洗。

注意:阴虚火旺者忌服。孕妇慎服。

【食疗方法】

1.花椒鸡丁

[原料]鸡腿 2 只(约 400 克),青椒 1 只,红椒 1 只,花椒 10 克,干辣椒 25 克,姜片 20 克,葱段 15 克,大蒜片 10 克,酱油 2 汤匙(30mL),料酒 1 汤匙(15mL),糖 1 茶匙(5 克),香油 1 茶匙(5mL),油 50 克,鲜汤 50 克,盐适量,鸡精少量。

[制法]将鸡腿纵向剖开,取出鸡腿骨,切成 1.5 厘米见方的块;用料酒、酱油、少量盐拌匀腌制 20 分钟;干辣椒剪成段待用;青椒、红椒去籽去筋后切块待用。锅中放入较多的油,烧至五成热的时候,放入鸡丁炸至金黄捞出沥干待用;锅中留 2 汤匙(30mL)的油,放入花椒、干辣椒炒香;放入姜片、葱段、大蒜片炒香;放入炸过的鸡丁一起炒;加入 1 茶匙料酒,1 汤匙酱油,1 茶匙糖,鸡精,鲜汤;加入青椒、红椒炒匀;汤汁收干后,淋入 1 茶匙香油起锅。

[功效]芳香健脾,温中散寒。

2.椒醋粥

[原料]花椒 3 克,大米 100 克,食醋适量。

[制法]将花椒研为细末备用。大米淘净,加清水适量煮粥,待熟时调入花椒粉、食醋服食。

[功效]杀虫止痛。适用于虫积腹痛等。

【临床应用】

1. 治心胸中大寒痛,呕不能饮食,腹中寒,上冲皮起,出现有头足,上下痛而不可触近 蜀椒(去汗)二合,干姜四两,人参二两。上三味,以水四升,煮取二升,去滓,纳胶饴一升,微火煮取一升半。分温再服,如一炊顷,可饮粥二升,后更服,当一日食糜,温覆之(《金匮要略》大建中汤)。

2. 治冷虫心痛 川椒四两。炒出汗,酒一碗淋之,服酒(《寿域神方》)。

3. 治呃噫不止 川椒四两。炒研,面糊丸,梧子大,每服十九,醋汤下(《秘传经验方》)。

4. 治夏伤湿冷,泄泻不止 川椒(去目并闭口者,慢火炒香熟为度)一两,肉豆蔻(面裹,煨)半两。上为细末,粳米饭和丸黍米大。每服十粒,米饮下,无时(《小儿卫生总微论方》川椒丸)。

5. 治飧泄 苍术二两,川椒(去口,炒)一两。上为细末,醋糊丸,如梧子大。每服二三十丸,食前温水下。恶痢久不愈者,弥佳。如小儿病,丸如黍米大(《普济方》椒术丸)。

6. 治齿痛 蜀椒醋煎含之(《食疗本草》)。

【古籍记载】

1. 《本草经集注》:"杏仁为之使。畏款冬。""恶瓜蒌、防葵,畏雌黄。"

2. 《名医别录》:"多食令人乏气,口闭者杀人。"

3. 《备急千金要方·食治》:"久食令人乏气失明。"

4. 《唐本草》:"畏橐吾、附子、防风。"

5. 《本草经疏》:"肺胃素有火热,或咳嗽生痰,或嘈杂醋心,呕吐酸水,或大肠积热下血,咸不宜用;凡泄泻由于火热暴注而非积寒虚冷者,忌之;阴痿脚弱,由于精血耗竭而非命门火衰虚寒所致者,不宜入下焦药用;咳逆非风寒外邪壅塞者不宜用;字乳余疾,由于本气自病者不宜用；水肿黄疸因于脾虚而无风湿邪气者，不宜用；一切阴虚阳盛，火热上冲，头目肿痛，齿浮，口疮，衄血，耳聋，咽痛，舌赤，消渴，肺痿，咳嗽，咯血，吐血等证，法所咸忌。"

6.《随息居饮食谱》："多食动火堕胎。"

【民间传说】

花椒一名，最早的文字记载见于《诗经》。《诗经》收载西周时期的民间诗歌，说明我国劳动人民于2 000～3 000年前已经利用花椒了。古代人认为花椒的香气可辟邪，有些朝代的宫廷用花椒渗入涂料以糊墙壁，这种房子称为"椒房"，是给宫女住的。后来就以椒房比喻宫女后妃。《曹操文集》"假为献策收伏后"篇，及《红楼梦》第十六回中有"每月逢二、六日期，准椒房眷属入宫请候"之句足以佐证。花椒树结实累累，是子孙繁衍的象征，故《诗经·唐风》称："椒聊之实，藩衍盈升。"又班固《西都赋》载"后宫则有掖庭椒房，后妃之室"，意思是皇帝的妻妾用花椒泥涂墙壁，谓之椒房，希望皇子们能像花椒树一样旺盛。

【分析点评】

花椒可除各种肉类的腥气；促进唾液分泌，增加食欲；使血管扩张，从而起到降低血压的作用。温中散寒，除湿，止痛，杀虫，解鱼腥毒。花椒治积食停饮，心腹冷痛，呕吐，噫呃，咳嗽气逆，风寒湿痹，泄泻，痢疾，疝痛，齿痛，蛔虫病，蛲虫病，阴痒，疮疥。

火 麻 仁

【基本情况】

　　火麻仁为桑科植物大麻的干燥成熟种子,又名麻子、麻子仁、大麻子、大麻仁、白麻子、冬麻子、火麻子。大麻为一年生直立草本,高 1～3 米,枝具纵沟槽,密生灰白色贴伏毛。本品呈卵圆形,长 4.0～5.5 毫米,直径 2.5～4.0 毫米。表面灰绿色或灰黄色,有微细的白色或棕色网纹,两边有棱,顶端略尖,基部有一圆形果梗痕。果皮薄而脆,易破碎。种皮绿色,子叶二,乳白色,富油性。气微,味淡。火麻仁喜温暖湿润气候。对土壤要求不严,以土层深厚、疏松肥沃、排水良好的砂质壤土或黏质壤土栽培为宜。火麻在我国各地均有栽培,也有半野生者。分布于东北、华北、华东、中南等地。

【性状鉴定】

　　火麻为一年生直立草本,高 1～3 米,枝具纵沟槽,密生灰白色贴伏毛。叶掌状全裂,裂片披针形或线状披针形,长 7～15 厘米,中裂片最长,宽 0.5～2.0 厘米,先端渐尖,基部狭楔形,表面深绿,微被糙毛,背面幼时密被灰白色贴状毛后变无毛,边缘具向内弯的粗锯齿,中脉及侧脉在表面微下陷,背面隆起;叶柄长 3～15 厘米,密被灰白色贴伏毛;托叶线形。雄花序长达 25 厘米;花黄绿色,花被五,膜质,外面被细伏贴毛;雄蕊五,花丝极短,花药长圆形;小花柄长 2～4 毫米。雌花绿色;花被一,紧包子房,略被小毛;子房近球形,外面包于苞片。瘦果为宿存黄褐色苞片所包,果皮坚脆,表面具细网纹。花期5～6月,果期为7月。

【药用价值】

火麻仁主要含脂肪油,约50％。其中,饱和脂肪酸占4.5％～9.5％;不饱和脂肪酸中,油酸约12％,亚麻酸约25％,亚油酸约53％。脂肪油中还含大麻酚A～G等木脂素酰胺类成分。

性味归经:甘,平。归脾、胃、大肠经。

功能主治:功在润肠,止渴,通淋,活血。主治肠燥便秘,产后血虚便秘,消渴,热淋,风痹,经闭。

用法用量:煎服,9～15克。

注意:食入过量可致中毒。

【食疗方法】

1.火麻仁酒

[**原料**]火麻仁150克,米酒500克。

[**制法**]火麻仁,研为细末。用米酒浸泡。

[**功效**]可用于脚气病的辅助治疗。

2.麻仁苏子粥

[**原料**]火麻仁15克,紫苏子10克,粳米适量。

[**制法**]将火麻仁、紫苏子加水研磨,取汁分2次煮粥食。

[**功效**]润肠通便,下气宽肠。

【临床应用】

1.治呕逆　麻仁三合,熬,捣,以水研取汁,着少盐吃(《近效方》)。

2.治大便不通　研麻子,以米杂为粥食之(《肘后备急方》)。

3.治产后血不去　麻子五升,捣,以酒一斗渍一宿,明旦去滓,温服一升,先食服,不瘥,夜服一升。忌房事一月,将养如初产法(《备急千金要方》麻子酒)。

【古籍记载】

1.《本草经疏》:"麻子,性最滑利。甘能补中,中得补则气自益,甘能益血,血脉复则积血破,乳妇产后余疾皆除矣。风并于卫,则卫实而荣虚。荣者,血也,阴也。《经》曰,阴弱者汗自出。麻仁益血补阴,使荣卫调和,风邪去而汗自止也。逐水利小便者,滑利下行,引水气从小便而出也。"

2.《药品化义》:"麻仁,能润肠,体润能去燥,专利大肠气结便闭。凡老年血液枯燥,产后气血不顺,病后元气未复,或禀弱不能运行皆治。大肠闭结不通,不宜推荡,亦不容久闭,以此同紫菀、杏仁润其肺气,滋其大肠,则便自利矣。"

3.《本草述》:"麻子仁,非血药而有化血之液,不益气而有行气之用,故于大肠之风燥最宜。麻仁之所疗者风,然属血中之风,非漫治风也,而其所以疗风者,以其脂润而除燥,盖由于至阳而宣至阴之化,非泛泛以脂润为功也。"

【民间传说】

传说世界上有五大长寿之乡,中国广西的巴马村就位列其中。在巴马村,随处可见九十多岁的老人。有一位老红军,一百二十多岁了,人精瘦,精神矍铄,记忆力超好。他给大家讲以前他们红军的故事,就像在讲昨天才发生的事一样清晰。更令人吃惊的是,他看书写字样样行,眼不花,手不抖,令大家非常羡慕。另有一位老奶奶,也一百多岁了,常常自己洗衣做饭,种菜砍柴,养鸡喂猪,做各类家务活都有条有理。去过巴马村的人都知道,这里的人们以喜食火麻汤而出名。巴马人钟爱火麻汤,就像韩国人喜爱泡菜一般,几乎天天都要摆上餐桌。巴马本地人给火麻起了一个很迷人的名字——长命麻,并且有"每天吃火麻,活过九十八"的说法。

【分析点评】

火麻仁入药始见于《神农本草经》，原名麻子。火麻仁的最重要特征是它同时提供人体膳食中必需的脂肪酸、α-亚麻酸；可将体内多余的脂肪、胆固醇等有害物质排出体外，既能排毒减肥，又可养阴滋补肾肝。经常食用火麻仁有润肠胃、滋阴补虚、助消化、明目保肝、祛病益寿之功效，对便秘、三高、抗衰老均有很好的防治作用，被称为"长寿麻"。

姜　黄

【基本情况】

姜黄为姜科植物姜黄的干燥根茎。多年生宿根草本,根粗壮,末端膨大成长卵状或纺锤状块根,灰褐色。根茎卵形,内面黄色,侧根茎圆柱状,红黄色。叶根生;叶片椭圆形或较狭,长 20～45 厘米,宽 6～15 厘米,先端渐尖,基部渐狭;叶柄长约为叶片之半,有时几与叶片等长;叶鞘宽,约与叶柄等长。穗状花序稠密,长 13～19 厘米;总花梗长 20～30 厘米;苞片阔卵圆形,每苞片内含小花数朵,顶端苞片卵形或狭卵形,腋内无花;萼有 3 钝齿;花冠管上部漏斗状,三裂;雄蕊药隔矩形,花丝扁阔,侧生退化雄蕊长卵圆形;雌蕊一,子房下位,花柱丝状,基部具两棒状体,柱头呈两唇状。蒴果膜质,球形,三瓣裂。种子卵状长圆形,具假种皮。姜黄味苦、辛,性温,有破血行气、通经止痛的功效。能够治疗血瘀气滞、胞腹胁痛、妇女痛经、闭经、产后瘀滞腹痛、风湿痹痛、跌打损伤、痈肿等。姜黄多为栽培。植于向阳、土壤肥厚质松的田园中偶有野生,主要分布于江西、福建、台湾、广东、广西、四川、云南等地。

【性状鉴定】

真品姜黄:主根茎加工的呈卵圆形或纺锤形,长 2.0～3.5 厘米,直径 1.5～2.5 厘米。表面棕黄色至淡黄色,有短须根,并具多数点状下陷或侧生根茎痕。质坚重,击破面深黄棕色至红黄色,角质,具蜡样光泽,有点状维管束。香气特异,味辛微苦。侧生根加工的圆柱形,稍压扁,长 2.5～6.0 厘米,直径 1.5～2.5 厘米,略弯曲,常有短分支,一端圆钝,另一端为断面。表面有纵皱纹和明显的环节。

伪品姜黄:纵切薄片,呈块片状,长 3～7 厘米,厚 1～4 毫米。切面不平整,灰黄色至土黄色,边缘皱缩,有的可见须根残基;质脆,断面灰白色至淡棕黄色;气香,味辛凉而苦。

【药用价值】

姜黄含姜黄素类化合物,含挥发油、甾醇、脂肪酸及金属元素钾、钠、镁、钙、锰、铁、铜、锌等,别称宝鼎香、黄姜,有破血行气、通经止痛之效。用于胸胁刺痛,闭经,癥瘕,风湿肩臂疼痛,跌仆肿痛。

性味归经:辛、苦,温。归脾、肝经。

功能主治:破血行气,通经止痛。用于气滞血瘀痛证及风湿痹痛等。

用法用量:煎汤,3～10 克。

注意:阴虚有热者禁服。胃热者忌服。胃火作呕,伤暑霍乱,火热注泻,心虚痛,法咸忌之。

【食疗方法】

1.姜黄酒

[**原料**]姜黄 70 克,藿香 50 克,黄酒 500 毫升。

[**制法**]先将姜黄用火炙出焦香,打碎,藿香切碎,置砂锅中,加入黄酒,煮至三四沸,过滤去渣即成。

[**功效**]暖胃散寒,芳香化浊,理气止痛。适于胃寒呕吐,脘腹冷痛,霍乱吐痢。

2.姜黄大米粥

[**原料**]姜黄粉 10 克,大米 50 克,白糖适量。

[**制法**]先取大米淘净,加清水适量煮沸后纳入姜黄,煮至粥成服食,每日 1～2 剂。

[**功效**]活血化瘀,行气止痛。

【临床应用】

1. 治心痛不可忍　姜黄（微炒）、当归（切，焙）各一两,木香、乌药（微炒）各半两。上四味,捣罗为散,每服二钱,煎茱萸醋汤调下（《圣济总录》姜黄散）。

2. 治九种心痛,发作无时,及虫痛不可忍者　姜黄三分,槟榔半两,干漆（捣碎,炒令烟出）半两,石灰（炒令黄色）一两。上药为细末,每服二钱,温酒调下,不拘时候（《杨氏家藏方》姜黄散）。

3. 治胃炎,胆道炎,腹胀闷,疼痛,呕吐,黄疸　姜黄一钱五分,黄连六分,肉桂三分,延胡索一钱二分,广郁金一钱五分,绵茵陈一钱五分。水煎服（《现代实用中药》）。

4. 治臂背痛,非风非痰　姜黄、甘草、羌活各一两,白术二两。每服一两,水煎。腰以下痛,加海桐皮、当归、芍药（《赤水玄珠》姜黄散）。

5. 治室女月水滞涩,调顺营气　姜黄、丁香、当归（切,焙）、芍药各半两。上四味,捣细罗为散,每服二钱,温酒调下。经脉欲来,先服此药,不拘时候（《圣济总录》姜黄散）。

6. 治经水先期而至,血涩少,其色赤者　当归、熟地、赤芍、川芎、姜黄、黄芩、丹皮、延胡索、香附（制）各等份。水煎服（《医宗金鉴》姜芩四物汤）。

【古籍记载】

1. 《本草拾遗》:"姜黄,性热不冷,《神农本草经》云寒,误也。"

2. 《本草纲目》:"姜黄、郁金、莰药三物,形状功用皆相近,但郁金入心治血,而姜黄兼入脾,兼治气,莰药则入肝,兼治气中之血,为不同尔。古方五痹汤,用片子姜黄治风寒湿气手臂痛。戴原礼《要诀》云,片子姜黄能入手臂治痛,其兼理血中之气可知。"

3. 《本草经疏》:"姜黄,其味苦胜辛劣,辛香燥烈,性不应寒。苦能泄热,辛能散结,故主心腹结积之属血分者。兼能治气,故又云下气。总其辛苦之力,破血除风热,消痈肿,其能事也。《日华子》谓其能治癥瘕血块,又通月经及扑损瘀血。苏颂谓其祛邪辟恶,治气胀及产后败血攻心,何莫非下气破血辛走苦泄之功欤。察其气味治疗,乃介乎京三棱、郁金之药也。"

4.《本草述》:"姜黄,试阅方书诸证之主治,如气证、痞证、胀满、喘、噎、胃脘痛、腹胁肩背及臂痛、痹、疝,虽所投有多寡,然何莫非以气为其所治之的,未有专为治血而用兹味,如《本草》所说也。且此味亦不等于破决诸剂,此味能致血化者,较与他血药有原委,不察于是,而漫谓其破血,乃知姜黄不任受'破'之一字也。"

5.《本草求真》:"姜黄,功用颇类郁金、三棱、莪术、延胡索,但郁金入心,专泻心胞之血;莪术入肝,治气中之血;三棱入肝,治血中之气;延胡索则于心肝血分行气,气分行血;此则入脾,既治气中之血,复兼血中之气耳。陈藏器曰:此药辛少苦多,性气过于郁金,破血立通,下气最速,凡一切结气积气,癥瘕瘀血,血闭痈疽,并皆有效,以其气血兼理耳。"

【民间传说】

日本江户时代,勤劳淳朴的竹君夫妇在琉球岛经营着一家酒坊,竹君日间尝酿各式美酒,夜晚觥筹交错拉拢生意。然而长时间与酒相伴,竹君的肝胃逐渐不堪负荷,同时又被宿醉折腾得头痛难忍。贤淑聪慧的由美子对竹君的身体十分担忧,便尝试熬制各种汤药为竹君的身体调养,不料未得真法,竹君的身体仍未好转。某日,由美子上山为竹君祈福,遂得庙中高僧指点,告知其姜黄乃醒酒良物,由美子研磨熬汁,最终提炼出醒酒护肝的液体黄金。便将姜黄醒酒原液炼制方法传授给亲朋邻里,自此代代相传。

【分析点评】

姜黄属于生姜家族,已经有很久的药用历史。这种草药在亚洲最为常见,经常作为香料添加到食物中。姜黄粉是最常见形式,是姜黄根茎经过煮熟干燥后碾成的橘黄色粉末。姜黄在印度被广泛地作为调料和食用色素使用,在喜马拉雅地区有"厨房王后"和"生命香料"之称。它的药用历史可以追溯到五千多年前,是印度瑜伽及传统养生疗法阿育吠陀的一种重要草药。姜黄色素在印度还被视为天然消炎剂,用于炎症引起的关节炎、风湿病、肌肉酸痛等,被称为"印度的固体黄金"。

金 银 花

【基本情况】

金银花,又名忍冬,忍冬科植物忍冬的干燥花蕾或带初开的花。三月开花,五出,微香,蒂带红色,花初开则色白,经一二日则色黄,故名金银花。又因为一蒂二花,两条花蕊探在外,成双成对,形影不离,状如雄雌相伴,又似鸳鸯对舞,故有鸳鸯藤之称。始载于《名医别录》,列为上品。"金银花"一名始见于李时珍《本草纲目》,在"忍冬"项下提及,因近代文献沿用已久,现已公认为该药材的正名,并收入《中国药典》。此外,尚有"银花""双花""二花""二宝花""双宝花"等药材名称。金银花适应性很强,喜阳,耐阴,耐寒性强,也耐干旱和水湿,对土壤要求不高,但在湿润、肥沃的深厚沙质壤上生长最佳,每年春夏两次发梢。根系繁密发达,萌蘖性强,茎蔓着地即能生根。喜阳光和温和、湿润的环境,生命力强,适应性广,耐寒,耐旱,在荫蔽处生长不良。生于山坡灌丛或疏林中、乱石堆、山足路旁及村庄篱笆边,海拔最高达 1 500 米。除西藏外,全国各地均有分布。

【性状鉴定】

真品金银花:药材为忍冬科植物忍冬的干燥花蕾或初开的花。本品呈棒状,上粗下细,略弯曲,长 2～3 厘米,上部直径约 0.3 厘米,下部直径约 0.15 厘米。表面黄白色或绿白色,密被短柔毛。偶见叶状苞片。花萼绿色,先端五裂,裂片有毛,长约 0.2 厘米。开放着花冠筒状,先端唇形;雄蕊 5 个,附于筒壁,黄色;雌蕊 1 个,子房无毛。气清香,味淡,味苦。

伪品金银花:药材为忍冬科植物红腺忍冬的干燥花蕾或初开的花。本品呈棒状,长 2.5～4.5 厘米,直径 0.08～0.20 厘米。表面黄白色至黄棕色,无毛或疏被毛。萼筒无毛,先端五裂,裂片长三角形,被毛。花冠下唇反转。花柱无毛。

【药用价值】

金银花含绿原酸、异绿原酸、白果醇、β-谷甾醇、豆甾醇、β-谷甾醇-D-葡萄糖苷、豆甾醇-D-葡萄糖苷,还含挥发油,其成分有芳樟醇、左旋-顺三甲基-2-乙烯基-5-羟基-四氢吡喃、棕榈酸乙酯、1,1-联二环已烷、亚油酸甲酯、3-甲基-2-(2-戊烯基)-2-环戊烯-1-酮、反-反金合欢醇、亚麻酸乙酯、β-荜澄匣油烯、顺-3-已烯-1-醇、α-松油醇、牻牛儿醇、苯甲酸苄酯、2-甲基-丁醇、苯甲醇、苯乙醇、顺一芳樟醇氧化物、丁香油酚及香荆芥酚等数十种,自古被誉为清热解毒的良药。

性味归经: 甘,寒。归肺、心、胃经。

功能主治: 清热解毒,凉散风热。用于痈肿疔疮,喉痹,丹毒,热毒血痢,风热感冒,温病发热。

用法用量: 煎服,6～15 克。疏散风热、清泄里热以生品为佳;炒炭宜用于热毒血痢;露剂多用于暑热烦渴。

注意: 脾胃虚寒及气虚疮疡脓清者忌服。

【食疗方法】

1.金银花绿豆饮

[原料]金银花 10 克,绿豆 60 克,蜂蜜适量。

[制法]先将绿豆加水煎汤取汁,加金银花、蜂蜜煎 20～30 分钟,去渣服用。

[功效]清热除烦,解暑止渴。

2.金银花茶

[原料]金银花(或鲜品)5～10 枚。

[制法]取金银花(或鲜品)5～10 枚,先以水冲净,再加沸水

浸泡 15～30 分钟,即可成一杯清香淡雅的金银花茶。

[**功效**]清热祛火。

【临床应用】

1.治太阴风温、温热,冬温初起,但热不恶寒而渴者　连翘 50 克,金银花 50 克,苦桔梗 30 克,薄荷 30 克,竹叶 20 克,生甘草 25 克,荆芥穗 20 克,淡豆豉 25 克,牛蒡子 30 克。上杵为散,每服 30 克,鲜苇根汤煎服(《温病条辨》银翘散)。

2.治痢疾　金银花(入铜锅内,焙枯存性)25 克。红痢以白蜜水调服,白痢以砂糖水调服(《惠直堂经验方》忍冬散)。

3.治热淋　金银花、海金沙藤、天胡荽、金樱子根、白茅根各 50 克。水煎服,每日一剂,五至七天为一疗程(《江西草药》)。

4.治胆道感染,创口感染　金银花 50 克,连翘、大青根、黄芩、野菊花各 25 克。水煎服,每日一剂(《江西草药》)。

5.治疮疡痛甚,色变紫黑者　金银花连枝叶(锉)100 克,黄芪 200 克,甘草 50 克。上细切,用酒一升,同入壶瓶内,闭口,重汤内煮三、二时辰,取出,去滓,顿服之(《活法机要》回疮金银花散)。

6.治一切肿毒,不问已溃未溃,或初起发热,并疔疮便毒,喉痹乳蛾　金银花(连茎叶)自然汁半碗,煎八分服之,以滓敷上,败毒托里,散气和血,其功独胜(《积善堂经验方》)。

【古籍记载】

1.《本草通玄》:"金银花,主胀满下痢,消痈散毒,补虚疗风,世人但知其消毒之功,昧其账利风虚之用,余于诸症中用之,屡屡见效。"

2.《本草正》:"金银花,善于化毒,故治痈疽、肿毒、疮癣、杨梅、风湿诸毒,诚为要药。毒未成者能散,毒已成者能溃,但其性缓,用须倍加,或用酒煮服,或捣汁挼酒顿饮,或研烂拌酒厚敷。

若治瘰疬上部气分诸毒,用一两许时常煎服极效。"

3.《本经逢原》:"金银花,解毒去脓,泻中有补,痈疽溃后之圣药。但气虚脓清,食少便泻者勿用。痘疮倒陷不起,用此根长流水煎浴,以痘光壮为效,此即水杨汤变法。"

【民间传说】

从前,有一个村庄,住着一对善良的夫妻。这对夫妻有一对美若天仙的双胞胎女儿,一个叫金花,一个叫银花。姐妹俩不但长得一模一样,而且手足情深,天天形影不离。父母和乡亲们都十分疼爱和喜欢这对美丽、善良、勤快的姐妹。

姐妹俩16岁了。忽然有一天,金花得了病,浑身发热、起红斑,一头躺倒在床上就起不来了。爹妈请来医生给金花看病。得知金花得的是热毒症,而自古以来没有治这种病的药,只能等死,银花整天守着姐姐,哭得死去活来。金花让银花远离自己,以防传染,银花却以"生同床,死同葬"的誓言陪伴着姐姐。没过几天,金花病更重了,银花也卧床不起了。姐妹俩对爹妈说:"我们死后,要变成专治这种热毒病的草药,不能让得这种病的人再像我们这样干等死了!"姐妹俩果真一道儿死了。乡亲们帮着父母把她俩葬在同一座坟里。转年春天,百草发芽。姐妹俩的这座坟上却什么草也不长,只生出一棵小藤。三年过去,这棵小藤长得十分茂盛。到了夏天开花时,先白后黄,黄白相同。人们都很奇怪,想起金花和银花两姐妹临终前的话,就采花入药,用来治热毒症,果然见效。

人们为了记住金花和银花这对美丽而又善良的好姑娘,便为这种可以防治流感和瘟疫的花叫金银花。它带着浓郁的清香,四季盛开,给人们送来健康和幸福。

【分析点评】

金银花自古以来就以它的药用价值而著名。现代研究证明,金银花含有绿原酸、木樨草素苷等药理活性成分,对溶血性链球菌、金黄葡萄球菌等多种致病菌及上呼吸道感染致病病毒有较强的抑制力;另外,还可增强免疫力、抗早孕、护肝、抗肿瘤、消炎、解热、止血(凝血)、抑制肠道吸收胆固醇等,临床用途非常广泛,可与其他药物配伍用于治疗呼吸道感染、细菌性痢疾、急性泌尿系统感染、高血压等四十余种病症。

菊　花

【基本情况】

菊花,为多年生菊科草本植物菊属的头状花序,其花瓣呈舌状或筒状。菊花品种繁多,经长期人工选择培育的名贵观赏花卉也称艺菊,品种达七千余种。头状花序皆可入药,味甘苦,微寒,散风,清热解毒,为药菊。药菊按头状花序干燥后形状大小、舌状花的长度、加工方法的不同,可分成四大类,即白菊花(亳菊)、雏菊花(滁菊)、贡菊花(贡菊)和杭菊花(杭菊);再根据原产地取名,又分为安徽亳州的亳菊、河南武陟的怀菊、四川中江的川菊、河北安国的祁菊、浙江德清的德菊等;因花的颜色差异,又有黄菊花和白菊花之分。此外,根据花期迟早,有早菊(9月开放)、秋菊(10～11月)、晚菊(12月～第二年1月)之分;根据花径大小区分,花径在10厘米以上的称大菊,花径在6～10厘米的为中菊,花径在6厘米以下的为小菊;根据瓣型可分为平瓣、管瓣、匙瓣三大类十多个类型。

【性状鉴定】

真品菊花:质优的菊花花瓣完整,泡在水里是一朵完整的菊花。正常的贡菊或杭白菊呈乳白色,天然的菊花只有一种淡淡的清香味,菊花茶有清香味,喝到嘴里还有淡淡的甘甜。

伪品硫黄熏蒸的菊花:用硫黄熏蒸过的菊花看上去又大又白,看起来像脱色了一样,有股刺鼻的、酸酸的味道,一经冲泡马上就会变成绿色,而且茶水也特别绿,不同于正常菊花茶的黄中微微带绿,而且口感还有点呛。

【药用价值】

《中国药典》收载了四种来源的菊花,其主要有效成分是黄酮类化合物、三萜类化合物和挥发油,因产地和品种不同,其化学成分有一定的差异。

性味归经:甘、苦,寒。归肺、肝经。

功能主治:散风清热,平肝明目,清热解毒。用于风热感冒,肝阳上亢,头痛眩晕,目赤肿痛,眼目昏花,疮痈肿毒。野菊花味辛芳香透邪,苦降寒清泄热,入肺、肝经,清热解毒之力强于菊花,为治热毒疮痈之要药;又可利咽止痛,用治热毒咽喉疼痛;且能泻肝火、平抑肝阳,治肝火上炎之目赤肿痛、肝阳上亢之头痛眩晕。《本草正》云:"散火散气、消痈毒、疔肿、瘰疬,眼目热痛。"

用法用量:煎服,5~10克。疏散风热多用黄菊花,平肝明目多用白菊花;野菊花亦可外用,煎汤外洗或制膏外涂,适量。

注意:保存注意密闭,置阴凉干燥处,防霉,防蛀。菊花茶不宜贪多。

【食疗方法】

1. 菊花粥

[**原料**]糯米150克,决明子15克,鲜菊花30克,冰糖或调味料若干。

[**制法**]将锅烧红后加入决明子稍炒后加水500毫升,煮沸30分钟后去渣,再加水和糯米一起煮粥,待熟时加入菊花再煮开,加油盐或冰糖调味食用。

[**功效**]散风热,清肝,降血压。

2. 菊花猪肝汤

[**原料**]枸杞子150克,菊花60克,鲜猪肝300克,盐、味精少许。

[**制法**]先将鲜猪肝洗净切片,放入热油锅内略煸,加菊花水(菊花用纱布单包加水1000毫升煮沸15分钟,取出纱布袋),放

枸杞子煮沸,15分钟后改用温火,熟时放盐、味精调味。

[功效]滋补肝肾,清热明目。

【临床应用】

1.治风热感冒,或温病初起　每与性能功用相似的桑叶相需为用,并常配伍连翘、薄荷、桔梗等,如桑菊饮(《温病条辨》)。

2.治肝阳上亢,头晕目眩　每与石决明、珍珠母、白芍等平肝潜阳药同用。若肝火上攻而眩晕、头痛,以及肝经热盛、热极动风者,可与羚羊角、钩藤、桑叶等清肝热、息肝风药同用,如羚角钩藤汤(《通俗伤寒论》)。

3.治肝经风热,或肝火上攻所致目赤肿痛　治疗前者常与蝉蜕、木贼、白僵蚕等疏散风热明目药配伍,治疗后者常与石决明、决明子、夏枯草等清肝明目药同用。若肝肾精血不足,目失所养,眼目昏花,视物不清,又常配伍枸杞子、熟地黄、山茱萸等滋补肝肾、益阴明目药,如杞菊地黄丸(《医级》)。

4.治疗疮痈肿毒　常与金银花、生甘草同用,如甘菊汤(《揣摩有得集》)。

【古籍记载】

1.《本草纲目》:"风热,目疼欲脱,泪出,养目去盲,作枕明目。"

2.《神农本草经》:"诸风头眩肿痛,目欲脱,泪出,皮肤死肌,恶风湿痹。久服利血气,轻身耐老延年。"

3.《名医别录》:"疗腰痛去来陶陶,除胸中烦热,安肠胃,利五脉,调四肢。"

4.《本草衍义》:"近世有二十余种,惟单叶花小而黄,绿叶色深小而薄,应候而开者是也。"

【民间传说】

菊花,在古神话传说中,被赋予了吉祥、长寿的含义,有清净、高洁、我爱你、真情、令人怀恋、品格高尚的意思。关于菊花的故事,在我国民间流传很多。

　　早在 2000 多年前,汉代的应劭在《风俗通义》里记载:河南南阳郦县(今内乡县)有个叫甘谷的村庄。谷中水甜美,山上长着许多很大的菊花。一股山泉从山上菊花丛中流过,花瓣散落水中,使水含有菊花的清香。村上三十多户人家都饮用这山泉水。一般都活到 130 岁左右,至少也有七八十岁。汉武帝时,皇宫中每到重阳节都要饮菊花酒,说是"令人长寿"。

　　《搜异笔记》中有很多服菊成仙的记述。据记载,东汉汝南恒景跟从费道士学道。费道士对他说:"九月九号,汝南有大灾,令家人登山饮菊花酒可消些祸。"恒景听后,全家登山去了。回来时,鸡犬都暴死。从此,重阳节登高饮菊酒便成了民间避祸消灾的传统习俗。

　　【分析点评】

　　现代药理研究表明,菊花具有治疗冠心病、降低血压、预防高血脂、抗菌、抗病毒、抗炎、抗衰老等多种药理活性。菊花具有疏风、清热、明目、解毒之功效,主要治疗头痛、眩晕、目赤、心胸烦热、疔疮、肿毒等症,用于风热感冒,目赤肿痛,眼目昏花。白菊花味甘、清热力稍弱,常用于平肝明目;黄菊花味苦,泄热力较强,常用于疏散风热;野菊花味甚苦,清热解毒的力量很强,且野菊花茎、叶的功用与花相似,无论内服与外敷,都有功效。

橘　皮

【基本情况】

　　橘皮,又称为陈皮,为芸香科植物橘及其栽培变种的成熟果皮。橘皮(陈皮)药材分"陈皮"和"广陈皮"。橘为常绿小乔木或灌木,栽培于丘陵、低山地带、江河湖泊沿岸或平原。橘多剖成3～4瓣片,基部相连,或为不规则的碎片,厚约1毫米。外表面成黄色或红棕色,有细皱纹及圆形小凹点,内表面黄白色,粗糙,呈海绵状,极易观察到圆大而紧密的凹点,基部残留有经络。质柔软,不易折断。分布于长江以南各地区。大红柑、红四柑,产于广东新会、四会、化县、廉江等地。其他橘类分布于长江以南,主产浙江、福建、广东、江西、四川、湖南等地。

【性状鉴定】

　　陈皮:常剥成数瓣,基部相连,有的呈不规则的片状,厚1～4毫米。外表面橙红色或红棕色,有细皱纹和凹下的点状油室;内表面浅黄白色,粗糙,附黄白色或黄棕色筋络状维管束。质稍硬而脆。气香,味辛、苦。

　　广陈皮:常3瓣相连,形状整齐,厚度均匀,约1毫米,点状油室较大,对光照视,透明清晰。质较柔软。

【药用价值】

　　陈皮所含的挥发油有祛痰作用,主要成分为柠檬烯。鲜品煎剂似有支气管扩张作用。挥发油对胃肠有温和的刺激作用,可促进消化液分泌,排除肠内积气,并有轻度祛痰作用。橙皮苷类似维生素 P,有抗炎、抗胃溃疡形成及利胆作用。维生素 B_1 含量较高,在动物身上有一定的抗动脉粥样硬化作用。煎剂能抑制胃肠平滑肌,并有解痉作用。

性味归经:辛、微苦,温。归脾、肺经。

功能主治:理气调中,燥湿化痰。可用于治疗脾胃气滞,脘腹胀满,呕吐,或湿浊中阻所致胸闷、纳呆、便溏,但阴津亏损,内有实热者慎用。

用法用量:如橘皮 10 克,生姜适量,共泡茶饮服,可用于脘胀、恶心、呕逆;用秋梨 1 只,加橘皮、冰糖少许同熬成的橘皮梨子饮可润肺止咳,尤适于秋季肺燥咳嗽者食用。

注意:气虚及阴虚燥咳患者不宜。吐血证慎服。

【食疗方法】

1.橘皮生姜汤

[原料]橘皮 10 克,生姜 3 片,红糖 15 克。

[制法]将橘皮、生姜一同放入砂锅,加水 500 毫升,大火煮 5 分钟,加入红糖略煮即成。

[功效]温胃散寒,理气止呕。适用于胃寒型胃脘胀痛的人群服用。

2.橘皮香苏饮

[原料]橘皮 10 克,藿香 10 克,紫苏叶 10 克。

[制法]将橘皮、藿香、紫苏叶一同放入砂锅,加水 800 毫升,大火煮沸 5～10 分钟即成,代茶饮用。

[功效]疏散风寒,理气止呕。适用于感冒,尤其是胃肠型感冒的人群服用。

3.橘皮核桃粥

[原料]橘皮 6 克,核桃肉 10 个,粳米 100 克。

[制法]将橘皮、核桃肉、粳米一同放入砂锅,加适量清水,大火煮沸,小火熬煮成粥,调入精盐即成。

[**功效**]行气通便。适用于便秘伴有平素畏寒、手足不温的人群服用。

【临床应用】

1.治脾胃不调,冷气暴折,客乘于中,寒则气收聚,聚则壅遏不通,是以胀满,其脉弦迟　黄橘皮四两,白术二两。上为细末,酒糊和丸如桐子大,煎木香汤下三十丸,食前(《鸡峰普济方》宽中丸)。

2.治胸痹,胸中气塞短气　橘皮一斤,枳实三两,生姜半斤。上三味,以水五升,煮取二升,分温再服(橘皮枳实生姜汤)。

3.治干呕哕,手足厥者　橘皮四两,生姜半斤。上二味,以水七升,煮取三升,温服一升(橘皮汤)。

4.治哕逆　橘皮二升,竹茹二升,大枣三十枚,生姜半斤,甘草五两,人参一两。上六味,以水一斗,煮取三升,温服一升,日三服(《金匮要略》橘皮竹茹汤)。

5.治反胃吐食　真橘皮,以壁土炒香为末,每服二钱,生姜三片,枣肉一枚,水二钟,煎一钟,温服(《仁斋直指方》)。

6.治痰膈气胀　陈皮三钱。水煎热服(《简便单方》)。

7.治大便秘结　陈皮(不去白,酒浸)煮至软,焙干为末,复以温酒调服二钱(《普济方》)。

8.治卒食噎　橘皮一两(汤浸去瓤)。焙为末,以水一大盏,煎取半盏,热服(《食医心镜》)。

【古籍记载】

1.《品汇精要》:"行手太阴、足太阴经。"

2.《雷公炮制药性解》:"入肺、肝、脾、胃四经。"

3.《本草求真》:"入脾、大肠。"

4.《名医别录》:"下气,止呕咳,除膀胱留热、停水、五淋,利小便,主脾不能消谷,气冲胸中,吐逆霍乱,止泄,去寸白。"

5.《本草纲目》:"疗呕哕反胃嘈杂,时吐清水,痰痞,疟疾,大肠闭塞,妇人乳痈。入食料解鱼腥毒。"

【民间传说】

《泊宅编》记载:橘皮宽膈降气、消痰逐冷,有特殊功效。其他药物多以新鲜为珍贵,唯有橘皮以陈年者为贵。橘皮品种又以洞庭一带所产为最佳。作者方勺的舅舅莫强中做江西半城县令时,突然得了消化系统的病症,凡食毕便立即感到胸闷,十分难受,用方百余帖,病情依旧。偶得一同族的偏方,称合橘红汤,煎来早晚饮服,数帖之后,吃饭有了味道。一日莫强中坐堂视事,操笔批阅文件,顿觉有一物坠入腹中。感觉十分明显。莫强中大惊,汗如雨下,小吏扶其归后宅休养。须臾间,腹痛便急,解下数块坚硬如铁弹丸的东西,腥臭不可闻。从此,莫强中胸部渐渐宽舒。原来他解下的是脾胃冷积之物。询问方勺是何药起了作用,方勺说:"……阿舅,你得病有十多年了,药饵吃下百余帖,论品类也有数百种;而治疗胸闷之症,橘皮有特效,那是今古籍中记载过的。"

【分析点评】

陈皮含有挥发油、橙皮苷、维生素 B、维生素 C 等成分,所含的挥发油对胃肠道有温和刺激作用,可促进消化液的分泌,排除肠管内积气,增加食欲。陈皮也是一味常用中药,具有通气健脾、燥湿化痰、解腻留香、降逆止呕的功效。

橘　子

【基本情况】

橘子为芸香科柑橘属植物橘的果实。其品种较多,果形种种,通常扁圆形至近圆球形,含有丰富的糖类,还含有维生素、苹果酸、柠檬酸、蛋白质、脂肪、食物纤维以及多种矿物质等,有益健康。橘子为南方植物。喜光,喜通风良好、温暖的气候,不耐寒,不能低于-9℃。适生于疏松肥沃、腐殖质丰富、排水良好的沙壤土,切忌积水,根系有菌根共生。耐修剪,年可抽生枝。橘子原产地中国,属于不耐寒植物,主要产自长江中下游和长江以南地区,经阿拉伯人传遍欧亚大陆,橘子至今在荷兰和德国都还被称为"中国苹果"。在华南山区仍有许多野生类型,橘的栽植逐渐普遍,目前,全国大规模种植柑橘的包括台湾省在内的 19 个省。

【性状鉴定】

橘子果形种种,通常扁圆形至近圆球形,果皮甚薄而光滑,或厚而粗糙,淡黄色、朱红色或深红色,甚易或稍易剥离,橘络甚多或较少,呈网状,易分离,通常柔嫩,中心柱大而常空,瓤囊7～14瓣。囊壁薄或略厚,柔嫩或颇韧,果肉酸或甜,或另有特异气味,种子或多或少数。通常卵形,顶部狭尖,基部浑圆,子叶深绿、淡绿或间有近于乳白色,多胚,少有单胚。花期4～5月,果期10～12月。

【药用价值】

橘子的营养丰富,每百克橘子果肉含蛋白质 0.9 克,脂肪

0.1 克,碳水化合物 12.8 克,粗纤维 0.4 克,钙 56 毫克,磷 15 毫克,铁 0.2 毫克,胡萝卜素 0.55 毫克,维生素 B0.08 毫克,维生素 $B_2$0.3 毫克,烟酸 0.3 毫克,维生素 C 34 毫克,以及橙皮苷、柠檬酸、苹果酸、枸橼酸等营养物质。

性味归经:酸,性凉。归肺、胃经。陈皮味苦辛性温,归脾、肺经。青皮味苦辛性温,归肝、胆、胃经。橘红性味辛、苦,性温,归脾、肺经。橘核味苦,性平,归肝、肾经。橘络味甘、苦,性平,归肝、肺经。橘叶,味辛、苦,性平,归肝经。

功能主治:开胃理气,止咳润肺。主治胸膈结气、呕逆少食、胃阴不足、口中干渴、肺热咳嗽及饮酒过度

用法用量:生食每日 1～3 个;橘肉、皮、核、络、叶、根,可煎服,3～10 克。

注意:①风寒咳嗽、痰饮咳嗽者不宜食用。②胃肠、肾、肺功能弱的老人不可多吃,以免诱发腹痛、腰膝酸软等,表现为口腔炎、牙周炎、咽喉炎和便秘等。③不宜多食。吃橘子过多易引起结石;橘子中含有大量糖分,过多食用容易"上火"。孕妇每天吃柑橘不应该超过 3 只,总重量在 250 克以内。④饭前不宜吃橘子。空腹食用,橘子中含有的有机酸会刺激胃黏膜,对于肠胃会造成负担,宜饭后吃橘子。⑤橘子不宜与萝卜、牛奶同食。

【食疗方法】

1.橘子汁

[**原料**]橘子 2 个。

[**制法**]取 2 个橘子,剥掉橘皮和橘络,放入榨汁机榨汁,如果觉得汁太浓可以加些白开水。

[**功效**]健脾开胃,止咳,增强食欲。

2.橘子羹

[**原料**]橘子 300 克,山楂糕丁 40 克,白糖、桂花少许。

[**制法**]剥掉橘子皮,去橘络和核,切丁待用;锅内加清水烧

热,放入白糖,待糖水沸时,撇去浮沫;将橘子放入锅中,撒上白糖、桂花、山楂糕丁即可出锅。

[**功效**]开胃助食,润肺止咳。

【临床应用】

1.治脾胃气滞、湿阻之脘腹胀满、食少吐泻　病情较轻者,可单用陈皮;气滞较甚者,可与木香、枳实等同用;寒湿阻滞脾胃者,可与苍术、厚朴等同用,如平胃散(《太平惠民和剂局方》);食积气滞,脘腹胀痛者,可配伍山楂、神曲等,如保和丸(《丹溪心法》);若脾虚气滞,纳呆、食后腹胀者,可与人参、白术、茯苓等同用,如异功散(《小儿药证直决》)。

2.治呕吐,呃逆　因寒者,可陈皮单用研末,也可配伍生姜,如橘皮汤(《金匮要略》);因热者,可配竹茹、栀子等;若虚实错杂有热者,可配人参、竹茹、大枣等,如橘皮竹茹汤(《金匮要略》)。

3.治湿痰寒痰,咳嗽痰多　治湿痰咳嗽,陈皮常与半夏、茯苓等同用,如二陈汤(《太平惠民和剂局方》)。

4.治胸痹　陈皮配伍枳实、生姜等,如橘皮枳实生姜汤(《金匮要略》)。

5.治寒疝疼痛　可青皮与乌药、小茴香、木香等同用,如天台乌药散(《医学发明》)。

【古籍记载】

1.《日华子本草》:"止消渴,开胃,除胸中膈气。"

2.《饮膳正要》:"止呕下气,利水道,去胸中瘕热。"

3.《日用本草》:"止渴,润燥,生津。"

4.《医林纂要》:"除烦,醒酒。"

5.《国药的药理学》:"为滋养剂,并治坏血病。"

【民间传说】

传说,有一日从罗江西岸上游走来一人,只见他步履轻浮,一步一喘，满身病态。

这人来到罗江口走上石龙头，来到一棵绿叶成荫的老树底下，一路的咳喘似乎已使他筋疲力尽，再也走不动了。这时，他觉得喉里火燎，胸口气闷，很想喝水。刚好他身旁的小石坑中有点积水，他俯下身去，对着石坑里的水就喝，几口水落肚，浑身舒坦，他也就睡过去了。不知过了多少时辰，他一觉醒来，只觉得喉清肺爽，咳嗽渐止，精神也好了很多。这时，他记起刚才饮的水，他低头一看，石坑正在树的根部，坑中的水青黄青黄的，水面飘着不少的花，有很多花已沉于坑底；再抬头望，这棵老树正开着满树的花，芳香袭人。他明白：这就是橘树，是这树的花治好了他的病！他想，现在有不少人犯了咳嗽病，何不将橘树广为种植，为天下人治病？主意一定，他即在紧挨老树的地方搭起了一间草庵，住了下来。每天，他剪下老树的枝条，移植到附近的山地。他日出而作，日入而息，接枝不止，经过九个春秋的辛勤，宝岭下橘树成荫，橘花飘香，橘果挂满了枝头。他用橘花、橘果不知治好了多少咳嗽病人。

【分析点评】

中医学认为，橘子具有润肺、止咳、化痰、健脾、顺气、止渴、和胃利尿的药效，用于治疗胃肠燥热、腹部不适、小便不利、肺热咳嗽等，是男女老幼（尤其是老年人、急慢性支气管炎以及心血管病患者）皆可食的上乘果品，对治疗急慢性支气管炎、老年咳嗽气喘、津液不足、消化不良、伤酒烦渴、慢性胃病等也有一定的效果。橘子营养丰富，含蛋白质、脂肪、食物纤维、矿物质和多种维生素以及橙皮苷、柠檬酸、苹果酸、枸橼酸等十余种营养物质，且含大量水和大量糖分。适量吃橘子还具有抗癌、美容和消除疲劳的作用，过量吃却会损害身体。

决 明 子

【基本情况】

决明子,是豆科植物决明或小决明的干燥成熟种子,以其有明目之功而名之。决明子又名草决明、羊明、羊角、马蹄决明、还瞳子、狗屎豆、假绿豆、马蹄子、千里光、芹决、羊角豆、野青豆、猪骨明、猪屎蓝豆、细叶猪屎豆、夜拉子、羊尾豆。秋季采收成熟果实,晒干,打下种子,除去杂质。决明为一年生、直立、粗壮草本,高1~2米。决明花黄色,荚果细长,四棱柱形。决明子味苦、甘、咸,性微寒,入肝、肾、大肠经,功能润肠通便,降脂明目,可用于治疗便秘及高血脂、高血压;清肝明目,利水通便,有缓泻作用,可用于降血压、降血脂。小决明植株较小,荚果较短。生于山坡、路边和旷野等处,喜高温、湿润气候。适宜于砂质壤土、腐殖质土或肥分中等的土中生长。决明子在长江以南地区都有种植,主产于安徽、广西、四川、浙江、广东等地。

【性状鉴定】

真品决明子:外观呈菱方形,状如马蹄,一端稍尖,一端截状,故亦称马蹄决明。长3~7毫米,宽2~4毫米,表面黄褐色或绿褐色,平滑而具有光泽,两面各有一凸起的棕色棱线,棱线两侧各有一条浅色而稍凹陷的线纹;质硬不易破碎,横切面皮薄,可见灰白色至淡黄色的胚乳,子叶黄色或暗棕色,强烈折叠而皱缩;真品水浸后,由种子两侧稍凹陷的线纹处胀裂;闻之气微,口尝味微苦,略带黏液性。

伪品决明子:呈短圆柱形,长2~4毫米,宽1~2毫米,整体比正品小,外表呈黄棕色至深绿褐色,表面亦光滑,但两端钝圆,中部略缢缩;断开后,种脐位于腹侧中部,为白色,圆形;水浸无胀裂现象;闻之亦气微,但口尝有明显的豆腥味。

【药用价值】

决明子含大黄素、大黄酚、大黄素甲醚、决明素、钝叶决明素及其苷类。决明子除含有糖类、蛋白质、脂肪外,还含有人体必需的铁、锌、锰、铜、镍、钴、钼等。

性味归经:苦、甘、咸,性微寒。归肝、大肠经。

功能主治:润肠通便,降脂明目。可用于治疗便秘及高血脂,高血压。清肝明目,利水通便,有缓泻作用,可用于降血压,降血脂。

用法用量:煎服,9~15克。或熬膏服。

注意:脾胃虚弱者慎用。

【食疗方法】

1.决明子陈皮茶

[**原料**]决明子 20 克,陈皮 10 克。

[**制法**]将决明子、陈皮一同放入砂锅,加水 800 毫升,大火煮沸,小火煎煮 20 分钟即成,代茶饮用。

[**功效**]理气消积。适于脂肪肝、高脂血症的人群服用。

2.双决明粥

[**原料**]生决明子 25 克,炒决明子 25 克,菊花 15 克,枸杞子 15 克,粳米 100 克,冰糖适量。

[**制法**]生决明子、炒决明子和菊花放入锅内,加 2 000 毫升水煎煮,取汁去渣,备用。粳米淘洗干净,与枸杞子、药汁同煮成粥时,加入冰糖调味即可。

[**功效**]清肝明目。

【临床应用】

1.治目涩　决明子一升,蔓荆子二升,以酒五升煮,曝干为末。每饮服二钱,温水下,日二服(《太平圣惠方》)。

2.治目赤肿痛　决明子炒研,调敷两太阳穴,干则易之,一夜即愈(《医方摘玄》)。

3.治癣疮延蔓　决明子一两为末,入水银、轻粉少许,研不见星,擦破上药,立瘥(《奇效良方》)。

【古籍记载】

1.《本草纲目》:"除肝胆风热,淫肤白膜,青盲。"

2.《中华本草》述其应用较为广泛,载曰:"清肝益肾,明目,利水通便。主治目赤肿痛,羞明泪多、青盲、雀目、头痛头晕、视物昏暗、肝硬化腹水、小便不利,习惯性便秘。外治肿毒、癣疾。"

3.《神农本草经》:"治青盲,目淫肤赤白膜,眼赤痛,泪出,久服益精光。"

4.《本草经疏》:"决明子,其味咸平,《别录》谓益以苦甘微寒而无毒。咸得水气,甘得土气,苦可泄热,平合胃气,寒能益阴泄热,足厥阴肝家正药也。亦入胆肾。肝开窍于目,瞳子神光属肾,故主青盲目淫,肤赤白膜,眼赤痛泪出。《别录》谓兼疗唇口青。《神农本草经》谓久服益精光者,益阴泄热、大补肝肾之气所致也。"

5.《本草求真》:"决明子,除风散热。凡人目泪不收,眼痛不止,多属风热内淫,以致血不上行,治当即为驱逐;按此苦能泄热,咸能软坚,甘能补血,力薄气浮,又能升散风邪,故为治目收泪止痛要药。并可作枕以治头风,但此服之太过,搜风至甚,反招风害,故必合以蒺藜、甘菊、枸杞、生地、女贞实、槐实、谷精草相为补助,则功更胜。谓之决明,即是此意。"

6.《本草正义》:"决明子明目,乃滋益肝肾,以镇潜补阴为义,是培本之正治,非如温辛散风,寒凉降热之止为标病立法者可比,最为有利无弊。"

【民间传说】

传说古时候,有一位秀才,因为家境贫穷,所以勤奋读书,想考取功名。但由于用脑过度,结果不到花甲之年就患了眼疾,不但看书看不清楚,而且连走路都要拄着拐杖,因此,人们都称他为"瞎子秀才"。

无可奈何,瞎子秀才只好放弃读书考取功名的梦想,整天在自家门前呆坐,困坐愁城。这年春天,一位从南方来收购药材的药商从他门前走过,见他门前长着几棵不起眼的"野草",眼睛一亮,便问瞎子秀才:"你这几棵草卖给我好不好?"瞎子秀才没好气地反问:"你给我多少钱?"药商先是一愣,然后笑了笑,半开玩笑地说:"你要多少,我就给你多少。"瞎子秀才赌气地说:"不卖!给多少钱也不卖!"药商见他心情不好,便悻悻离去。

夏天到了,瞎子秀才门前的那几棵草已经长到二三尺高,茎上开满了鲜黄色的花,散发出阵阵清香。一天,那位南方药商又来了,还是想跟瞎子秀才买那几棵"野草"。这时瞎子秀才醒悟过来,知道这几棵"野草"一定有什么作用,于是便决定先不卖给他,想自己考虑后再决定。南方药商有点失望地走了。

到了秋天,门前那几棵野草结满了菱形的,灰绿色的,闪闪发亮的种子,芳香四溢。瞎子秀才虽然眼睛看不见,但他嗅到阵阵种子香味,心想这一定是种好药,但又不知道治什么病,于是便随手抓了一把,用它泡茶喝,天天如此。没想到时间一长,他的眼疾竟渐渐好转了,先是走路不用拄拐杖,然后连看书也看清了。又过两个月的时间,那位南方药商再次前来求购"野草",但见"野草"还在,种子却不见了,此时,他见瞎子秀才的眼疾大为好转,于是问道:"你用草籽泡水喝了?"

老秀才把无意中用"野草"种子治愈眼病的事说了一遍。南方药商听了以后,便说:"这野草叫决明,又叫马蹄决明、钝叶决明、假绿豆和草决明。它的种子叫决明子,性味苦、咸、微寒,具有清肝明目、通便之功效;可治疗肝阳上亢,大便秘结,痈疖疮疡等症,是一种难得的良药啊,要不我为什么三顾贵舍前来购买呢?"

从此以后,瞎子秀才便常常以决明子泡茶喝,眼明体健,终于考取了功名并且活到八十多岁。为此,他曾吟诗一首,形容他和决明子的非同寻常的关系:"愚翁八十目不瞑,日数蝇头夜点星;并非生得好眼力,只缘长年饮决明。"

【分析点评】

决明子药性寒凉,有泄泻和降血压的作用,不适合脾胃虚寒、脾虚泄泻及低血压等患者服用。此外,决明子主要含有大黄酚、大黄素等成分,长期服用可引起肠道病变。现代临床用决明子水煎或制成片剂服用,治疗高脂血症收效满意。民间常用决明子炒黄研末,代茶饮,可预防和治疗高血脂、高血压等。

昆　布

【基本情况】

昆布亦称黑菜、鹅掌菜、五掌菜等，为海带科植物海带或翅藻科植物昆布的干燥叶状体。孢子体大，褐色、革质，高 30～100 厘米，分叶片、柄部、固着器、固着器假根状。假根两叉式分支，柄部圆柱状，近叶片部渐扁平，叶片两侧羽状或复羽状分支，中部稍厚，居间生长，长 1～12 厘米，粗 3～7 毫米，粗锯齿叶缘。游动孢子生于叶片两面。有明显的不等世代交替。生长于温带海洋中，供食用和药用。昆布是一种具有很高药用价值的海藻。昆布属有两个品种，我国只有一种，即昆布，为北太平洋西部的暖水性藻类。主要分布在我国东海福建省平潭、莆田一带，浙江省鱼山中岛亦有分布。

【性状鉴定】

真品昆布：卷曲皱缩成不规则团状。全体呈黑色，较薄。用水浸软则膨胀呈扁平的叶状，长、宽为 16～26 厘米，厚约 1.6 毫米；两侧呈羽状深裂，裂片呈长舌状，边缘有小齿或全缘。质柔滑。

伪品昆布：卷曲折叠成团状，或缠结成把。全体呈黑褐色或绿褐色，表面附有白霜。用水浸软则膨胀成扁平长带状，长 50～150 厘米，宽 10～40 厘米，中部较厚，边缘较薄而呈波状。类革质，残存柄部扁圆柱状。气腥，味咸。

【药用价值】

昆布营养价值很高，每百克干昆布含粗蛋白 8.2 克，脂肪

0.1 克,糖 57 克,粗纤维 9.8 克,无机盐 12.9 克,钙 2.25 克,铁 0.15 克,以及胡萝卜素 0.57 毫克,硫胺素(维生素 B_1)0.69 毫克,核黄素(维生素 B_2)0.36 毫克,尼克酸 16 毫克,能量 262 千卡(约 1 095.16 千焦)。与菠菜、油菜相比,除维生素 C 外,其粗蛋白、糖、钙、铁的含量均高出几倍、几十倍。

性味归经:咸、寒,无毒。归肝、胃、肾经。

主治功能:消痰软坚,利水退肿。主治瘿瘤,瘰疬,睾丸肿痛,痰饮水肿。

用法用量:煎服,6～12 克。

注意:脾胃虚寒蕴湿者忌服。

【食疗方法】

1.昆布绿豆糖水

[**原料**]昆布 60 克,绿豆 150 克,红糖适量。

[**制法**]将昆布切丝,把昆布和绿豆同煮汤,加适量红糖调味食用。

[**功效**]补心,利尿,软坚,消痰,散瘿瘤。

2.昆布冬瓜薏米汤

[**原料**]昆布 30 克,冬瓜 100 克,薏苡仁 10 克,白糖适量。

[**制法**]将昆布、冬瓜、薏苡仁同煮汤,用适量白糖调味食用。

[**功效**]降血压,降血脂,清暑解热,利湿健脾,防癌。

【临床应用】

1.治瘿气结核,瘰疬肿硬　昆布一两(洗去咸味)。捣罗为散。每用一钱,以绵裹于好醋中浸过,含咽津觉药味尽,即再含之(《太平圣惠方》)。

2.治颈下卒结囊,渐大欲成瘿　昆布、海藻等份。末之,蜜丸如杏核大,含,稍稍咽汁,日四五(《肘后备急方》)。

3.治瘿气初结,咽喉中壅闷,不治即渐渐肿大　槟榔三两,海藻二两(洗去咸),昆布三两(洗去咸水)。上药,捣罗为末,炼蜜和丸,如小弹子大,常含一丸咽津(《太平圣惠方》)。

4.治气瘿,胸膈满塞,咽喉项颈渐粗　昆布二两(洗去咸汁),通草一两,羊靥二具(炙),海蛤一两(研),马尾海藻一两(洗去咸汁)。上五味,蜜丸如弹子,细细含咽汁。忌生菜、热面、炙肉、蒜、笋(《广济方》昆布丸)。

5.治膈气噎塞不下食　昆布(洗净,焙,末)一两,桩杵头细糠一合,共研。用老牛涎一合,生百合汁一合,慢煎入蜜搅成膏,与末杵丸,如芡实大。每服一丸,含化咽下(《圣济总录》昆布方)。

6.治气,膀胱急妨,宜下气　昆布一斤,白米泔汁浸一宿,洗去咸味,以水一斗,煮令向熟,擘长三寸,阔四五分,仍取葱白一握,二寸切断擘之,更合熟煮令昆布极烂,仍下盐、醋、豉、糁调和,一依臛法,不得令咸酸,以生姜、橘皮、椒末等调和,宜食粳米饭、粳米粥,海藻亦依此法,极下气,大效,无所忌(《广济方》昆布臛法)。

【古籍记载】

1.《名医别录》:"主十二种水肿,瘿瘤聚结气,瘘疮。"

2.《药性论》:"利水道,去面肿,去恶疮鼠瘘。"

3.《本草拾遗》:"主颓卵肿。"

4.《本草通玄》:"主噎膈。"

5.《玉楸药解》:"泄水去湿,破积软坚。清热利水,治气臌水胀,瘰疬瘿瘤,癫疝恶疮,与海藻、海带同功。"

6.《现代实用中药》:"治水肿,淋疾,湿性脚气。又治甲状腺肿,慢性气管炎,咳嗽。"

【民间传说】

从前,在一个偏僻的山沟里,住着一户姓张的人家,家里只有父子二人,靠家传医术给乡邻行医治病度日。空闲时,父子二人便到山上去挖药材。他们住的这个山沟,流行一种肿脖子病。得了这种病的人,脖子肿得和脑袋一般粗,严重时喘气都很吃力,有的人竟为此活活憋死了。张家父子发誓要为乡亲们治好这种病，可是，查遍医书，还是没有找到治病的良方。一年一年过去了，父亲的年龄越来越大了，多年的奔波劳累，使老人染上了重病，卧床不起。他知道自己快要不行了，便把儿子叫到身边，吃力地说："儿呀，我就要不久于人世了，我只有一宗心愿，我死后，你一定要想方设法找到治肿脖子病的方子。世上有哪种病，就一定会有治这种病的药，你记住我这句话吧！"说完，就咽了气。小伙子忍着悲痛埋葬了父亲，又开始满山遍野地采药了。可是，他又试了半年，还是不对症。看到患这种病的人越来越多，小伙子愁得吃不香，睡不稳。他想，会不会是治这个病的药没长在山里呢？他心里一亮，决定到山外蹚蹚运气。小伙子走了七七四十九天，来到了海边，在打鱼人的窝棚里住了下来。小伙子准备回家的时候，渔人送给他一些昆布。小伙子回去后在家煮了吃，自从吃了这昆布，自家弟弟肿脖子的病好了，于是小伙子告诉了乡亲们，大家吃上昆布之后，再也没人得肿脖子的病了。昆布能预防和治疗肿脖子病的说法也一直流传到今天。

【分析点评】

昆布中褐藻酸钠盐有预防白血病和骨痛的作用，对动脉出血亦有止血作用；口服可减少放射性元素锶-90 在肠道内的吸收。褐藻酸钠还具有降压作用。昆布淀粉具有降低血脂的作用。此外，还发现昆布的一种提取物具有抗癌作用。昆布甘露醇对治疗急性肾衰竭、脑水肿、乙型脑炎、急性青光眼都有效。脾胃虚寒者应少食用。

莱 菔 子

【基本情况】

莱菔子为十字花科植物萝卜的干燥成熟种子。种子呈类圆形或椭圆形,略扁,长2～4毫米,宽2～3毫米。种皮薄,表面红棕色、黄棕色或深灰棕色,放大镜下观察有细密网纹,种子一侧有数条纵沟,一端有黑色种脐。子叶2片,乳黄色,肥厚,有纵密褶,气微,味略辛。以粒大、饱满、坚实、色红棕、无杂质者为佳。

【形状鉴别】

真品莱菔子:质地坚硬,表面为灰褐色、红棕色或黄棕色,种仁为黄白色,呈椭圆形或卵圆形,可入药。为十字花科植物萝卜的干燥成熟种子,呈类卵圆形或椭圆形,稍扁,一端有深棕色圆形种脐,一侧有数条纵沟。种皮薄而脆,子叶二,黄白色,有油性。气微,味淡、微苦辛。

伪品莱菔子:种子近球形,直径2.0～2.5毫米。表面淡黄白色,光滑,在放大镜下观察,可见细微的网纹,一端具一圆形淡褐色的种脐,浸水中膨胀,去种皮可见二片肥厚的子叶,油质,相互纵向折叠,胚根包藏于其间。气微,味辛辣,粉碎湿润后,有特殊的辛烈臭气。

【药用价值】

莱菔子含莱菔子素、芥子碱、脂肪油等。莱菔子含有挥发油、芥子碱、芥子碱硫酸氢盐、莱菔子素、黄酮等成分,具有促进消化、改善胃肠功能之功效,同时还有降压、抗炎及抑制大肠埃希菌、痢疾杆菌、伤寒杆菌等作用。

性味归经:辛、甘、平。归脾、胃、肺经。

功能主治:祛痰下气,润肠通便。用于饮食停滞,脘腹胀痛,大便秘结,积滞泻痢,痰壅喘咳等。

用法用量:煎汤,6～15 克(鲜品加倍),宜久煎;或熬膏;或入丸、散。

注意:本品辛散耗气,故气虚无食积、痰滞者慎用。不宜与人参同用。

【食疗方法】

1.莱菔子粥

[原料]莱菔子(萝卜子)10～15 克,大米 30～50 克。

[制法]先把莱菔子炒至香熟,然后研成细末;把大米淘洗后,如常法煎粥,待粥将煮成时,每次调入炒莱菔子末 5～7 克,稍煮即可。

[制法]趁热吃粥约 1 碗,每日 2 次,连用 2 天。

[功效]行气,消积。适用于小儿伤食、腹胀,也可用于小儿急慢性气管炎、咳嗽多痰。

2.大黄莱菔子茶

[原料]莱菔子 10 克,大黄 6 克,木香 6 克。

[制法]取炒莱菔子 10 克,大黄、木香各 6 克,捣碎,共置保温瓶中,冲入沸水 300 毫升泡闷 15 分钟,分 2～3 次温饮。每日 1 剂。

[功效]消滞,除胀,通结。

3.莱菔子玉竹烩鸡蛋

[原料]鸡蛋 2 个,玉竹 9 克,莱菔子 10 克。

[制法]将玉竹、莱菔子放入锅里,倒入清水,先浸泡 20 分钟,然后放入鸡蛋,再加一些水,直到将鸡蛋浸没,开火,将鸡蛋煮熟,去除鸡蛋去壳,放回去再煮一会儿即可。去渣取汁,喝汁,吃

鸡蛋。

[**功效**]养胃阴,助消化,又能润肺燥、祛痰下气。

【**临床应用**】

1.治风头痛及偏头痛　莱菔子半两,生姜汁半合。上相和研极细,绞取汁,入麝香少许,滴鼻中搐入,偏头痛随左右用之(《普济方》)。

2.治牙痛　萝卜子二七粒,去赤皮,细研。以人乳和,左边牙痛,即于右鼻中点少许,如右边牙疼,即于左鼻中点之(《太平圣惠方》)。

3.治跌打损伤,瘀血胀痛　莱菔子二两,生研烂,热酒调敷(《方脉正宗》)。

4.治小儿盘肠气痛　萝卜子,炒黄,研末,每服 1.5 克,乳香汤送下。方中莱菔子消食去胀,祛痰降气,为君药(《仁斋直指方》)。

【**古籍记载**】

1.《本草经集注》:"莱菔是今温菘,其根可食,叶不中啖。"

2.《新修本草》:"莱菔根味辛,甘,温,无毒。散服及炮煮服食,大下气,消谷……陶谓温菘是也……俗呼为萝卜。"

3.《日华子本草》:"萝卜,平,能消痰止咳……子,水研服,吐风痰。"

4.《本草图经》:"凡人饮食过度饱,宜生嚼之,佳。子,研水服,吐风涎甚效。"

【**民间传说**】

传说有一年慈禧太后过生日,由于山珍海味各色精美食品吃得过多,她病倒了。政治上一贯机敏的慈禧,这次在饮食上却失算了。她不理解这是因贪吃厚腻而得的病,反而命令御医用上等人参煎成"独参汤"进补。这对她的病无疑是火上浇油。"独参汤"服过,不但没有使她病体好转,反而日甚一日地觉得头胀、胸闷、浑身无力、不思饮食,并且脾气暴躁,鼻孔流血。御医们没能治好,只得张榜求医。有一位郎中看了皇榜,经过分析,心里有了数,便揭榜而去。他进宫给慈禧诊断之后,即从药箱里取了三钱莱菔子,将其研为细末,再用茶水、面粉调匀,做成药丸呈上去,美其名曰"小罗汉丸"。没想到,慈禧服了三天,竟然病好了。慈禧大喜,赐给这位郎中一个红顶子(清代官衔的标志)。这就是"三钱莱菔子,换个红顶子"的来历。

【分析点评】

莱菔子入脾、胃、肺经,能消食除胀,功效显著,有"冲墙倒壁"之称。可用于用于治疗饮食停滞、脘腹胀痛、大便秘结、积滞泻痢、痰壅喘咳等。本品辛散耗气,故气虚无食积、痰滞者慎用。不宜与人参同用。

六 月 霜

【基本情况】

六月霜又名南刘寄奴,为常绿多年生草本。全体密被白色茸毛,茎丛生,细硬,节间短。叶对生或 3 枚轮生,密集,狭披针形,长 0.5～2.0 厘米,宽 0.1～0.2 厘米,基部楔形,先端短尖,全缘,无柄。花淡红色,单生叶腋,苞片 2 枚,花萼四裂,钟状,花冠唇形,五裂;雄蕊 4 枚,两强;子房上位,两室。蒴果,长圆形,先端尖锐,具纵沟。六月霜的果期 8～10 月。产于我国长江流域以南各省,多生长于山坡林边、灌丛下及荒山草地。

【性状鉴定】

真品刘寄奴:为带花全草,枝茎长 60～90 厘米,通常已弯折,直径 2～4 毫米,表面棕黄色至棕褐色,常被白色毛茸。叶互生,通常干枯皱缩或脱落,叶的表面暗绿色,背面灰绿色,密被白毛,叶的质脆易脱落。枝梢带花穗,枯黄色;茎质坚而硬,不易折断,折断面呈纤维状,黄白色,中央白色而疏松;闻之有股芳香的气味,口尝味淡。

伪品甜蒿子:茎直立,有棱,表面灰棕色。叶亦互生,有叶柄,但为羽状,有 3～5 个深裂裂片,边缘有疏锯齿。茎梢上生有集成圆锥状花序,长着细小白色的花;质脆易折断,断面无纤维状,且茎中央无疏松的白色;口尝亦味淡,但闻之气微,无芳香气味。

【药用价值】

六月霜含挥发油,主要成分有黄酮苷、酚类、氨基酸等。全草入药,东南各省称"刘寄奴"或称"南刘寄奴",有活血、通经、清热、解毒、消炎、止痛、消食之效,民间用于治疗肠、胃及妇科疾病,亦用于治血丝虫病,还可代茶泡饮,作为清凉解热药。

性味归经:辛、温。归心、肝、脾经。

功能主治:清暑利湿,活血行瘀,通经止痛。用于中暑,头痛,肠炎,痢疾,经闭腹痛,风湿疼痛,跌打损伤;外用治创伤出血,乳腺炎。

用法用量:煎服,3～10克。外用适量,鲜品捣烂或干品研粉敷患处。

注意:孕妇慎用。

【食疗方法】

1.刘寄奴茶

[原料]将不拘量刘寄奴研成细末,瓷罐封储备用。

[制法]每日2～3次,每次取末3克,用适量茶叶煎汁,候温送服。或将刘寄奴研成粗末与茶叶共以沸水冲泡15分钟,饮服。

[功效]凉血止血。用于大、小便出血证等。

2.刘寄奴酒

[原料]刘寄奴10克,甘草10克,白酒100毫升。

[制法]将刘寄奴与甘草捣碎;放入锅中,加水200毫升,煎至100毫升;再倒入白酒100毫升,煎至100毫升,去渣备用。

[功效]破血通经,散瘀止痛。

【临床应用】

1.治蛇伤 鲜叶适量、白糖少许,捣烂,外敷患处;或鲜根适量,捣烂,外敷患处。

2.治烂脚 鲜叶、鱼腥草各适量,捣烂,外敷患处。

3.治疗疮疖肿 鲜嫩叶适量,嚼烂,外敷患处,有拔脓消肿的作用。

4.治外伤出血 鲜叶适量,嚼烂,外敷患处。

【古籍记载】

1.《本草经疏》:"刘寄奴草,其味苦,其气温,揉之有香气,故应兼辛。苦能降下,辛温通行,血得热则行,故能主破血下胀。然善走之性,又在血分,故多服则令人痢矣。昔人谓为金疮要药,又治产后余疾、下血止痛者,正以其行血迅速故也。"

2.《本草汇》:"刘寄奴,入手少阴、足太阴经。通经佐破血之方,散郁辅辛香之剂。按刘寄奴破血之仙剂也,其性善走,专入血分,味苦归心,而温暖之性,又与脾部相宜,故两入。盖心主血,脾裹血,所以专疗血证也。"

3.《本草新编》:"刘寄奴,下气止心腹急痛,下血消肿,解痈毒,灭汤火热疮,并治金疮。《本草》诸书言其能解产后余疾,则误之甚者也。寄奴性善走,迅入膀胱,专能逐水,凡白浊之症,用数钱同车前、茯苓利水之药服之立时通快,是走而不守可知;产后气血大亏,即有瘀血,岂可用此迅逐之乎?"

4.《本草求真》:"刘寄奴,味苦微温,多能破瘀通经,除症下胀,及止金疮出血,大小便血,汤火伤毒。缘血之在人身,本贵通活,滞而不行,则血益滞而不出,而癥瘕胀满愈甚;行而不止,则血亦滞而不收,而使血出益甚,寄奴总为破血之品,故能使滞者破而即通,而通者破而即收也。"

【民间传说】

传说一:《南史》记载,南北朝时期的宋武帝刘裕,字德舆,小名寄奴,原为东晋大将。在他称帝前,有一次率兵出征新洲,敌军主力被消灭后,其残余人马逃奔山林。刘裕在带兵追剿中,被一条横卧路上的巨蛇挡住。刘裕弯弓搭箭命中巨蛇,巨蛇负伤而逃。第二天,刘裕带兵到林中继续搜查敌军残余。忽闻山林深处有杵臼之声,便派士兵前去查看。士兵循声寻去,只见几名青衣童子正在捣药。士兵正欲举刀杀之,众童子伏地哀求说:"只因昨日刘将军箭中我主,我主疼痛难忍,命我等捣药敷伤。"士兵们将此情回禀刘裕,刘裕甚觉诧异,乃前往察看,发现青衣童子不见了,只见地上有草药数束,遂命士兵将草药带回试敷金疮,甚是灵验,于是在军中推广使用。那时,不知这种草药叫什么名字,大家认为是刘裕将军射蛇得药,便以刘裕的字命名为"刘寄奴"。

传说二:元末天下大乱,朱元璋为早日平定天下与军师刘伯温微服访才至剡溪,途经白峰岭古道时因天热劳累中暑晕倒。危难之时,一白眉老道携水罐而至,见状即让刘伯温把茶水给朱元璋灌下,不久朱元璋苏醒,只觉通体舒畅精神大振,他请教老道用何神药相救?老道手拿一棵带籽草,朱元璋端详此草,只觉籽如霜粒,赞曰:真乃"六月霜"也。道人谢朱元璋赐名转眼不见。原来道人即为阁老仙翁,后来东白山一带长出此草人们均称"六月霜"。

【分析点评】

民间常将刘寄奴用于外伤止血,把新鲜的草叶嚼烂了,外敷在患受伤的地方,这是它的外用治创伤出血的功能主治之一,有消炎、止痛的功效。晒干的六月霜全株,其清热、解毒的功效更加突出,所以炎炎夏日,人们把它泡煮当成凉茶来喝,用来清暑利湿。

龙 眼 肉

【基本情况】

龙眼为无患子科植物龙眼的假种皮。常绿乔木,高通常 10 米左右,具板根。小枝粗壮,被微柔毛,散生苍白色皮孔。偶数羽状复叶,互生;叶连柄长 15～30 厘米,或更长;小叶 4～5 对,3 或 6 对很少,小叶柄长通常不超过 5 毫米;叶片薄革质,长圆状椭圆形至长圆状披针形,两侧常不对称,长 6～15 厘米,宽 2.5～5 厘米,先端渐尖,有时稍钝头,上面深绿色,有光泽,下面粉绿色,两面无毛。花序大型,多分支,顶生和近枝腋生,密被星状毛;花梗短;萼片近革质,三角状卵形,长约 2.5 毫米,两面均被黄褐色绒毛和成束的星状毛;萼片、花瓣各五,花瓣乳白色,披针形,与萼片近等长,仅外面被微柔毛;雄蕊八,花丝被短硬毛。果近球形,核果状,不开裂,直径 1.2～2.5 厘米,通常黄褐色或有时灰黄色,外面稍粗糙,或少有微凸的小瘤体;种子茶褐色,光亮,全部被肉质的假种皮包裹。花期 3～4 月,果期 7～9 月。

【性状鉴定】

真品龙眼肉:一般呈不规则薄片,常数片粘结。长约 1.5 厘米,宽 1.3～4.0 厘米,厚约 1 毫米。黄棕色至棕褐色,半透明,外表面皱缩不平,内表面较光亮,有细密的纵皱纹。质柔润、气微香,味甜。其细胞中含草酸钙结晶,呈针状、棒状或簇状。

伪品龙眼肉:呈黄色至棕褐色,有蜜饯外感,肉厚增加至 1.5 毫米左右,常数片黏结一起,大小不一,仔细掰开黏结在一起的果肉中会发现包裹有糖质,糖味重,气微香,粘手,易吸潮。其分量较重,水浸黄棕色,有沉淀,味甜。

【药用价值】

龙眼肉含有糖类、脂类、皂苷类、多肽类、多酚类、挥发性成分、氨基酸及微量元素等多种成分。干果肉含可溶性部分79.77%,不溶性物质19.39%,灰分3.36%。可溶性部分含葡萄糖26.91%,蔗糖0.22%,酸类(以酒石酸计)1.26%,腺嘌呤和胆碱等含氮物质6.309%等。此外,尚含蛋白质5.6%和脂肪杂质及残留的核壳。

性味归经:甘,温。归心、脾经。

功能主治:补益心脾,养血安神。用于心脾两虚,气血不足所致的惊悸、怔忡、失眠、健忘、血虚萎黄、月经不调、崩漏等症。

用法用量:煎汤,9~15克;熬膏、浸酒或入丸剂。

注意:内有郁火、痰饮气滞、湿阻中满及外感未清者忌服。

【食疗方法】

1. 桂圆膏

[原料]龙眼肉30克,白糖少许。

[制法]放碗内,一同蒸至稠膏状,分3次服用,用沸水冲服。

[功效]补益心脾,养血安神。

2. 龙眼粳米粥

[原料]龙眼肉15克,粳米60克,莲子10克,芡实15克。

[制法]加水煮粥,并加白糖少许调味。

[功效]养心安神,健脾利湿。

【临床应用】

1. 治心脾两虚　龙眼肉300克,大枣300克,蜂蜜300克,姜适量。将龙眼肉和大枣洗净,加水适量,先用武火煮沸,再用文火煎熬至七成熟时,加入蜂蜜和适量姜汁。待冷却后装瓶。每次食龙眼肉、大枣各5粒,每日2~3次。

2.治心悸失眠 龙眼肉 250 克,白酒 500 毫升。将龙眼肉洗净,沥干,装入纱布袋内,扎紧袋口,放入酒坛内。加入白酒,密封坛口。每日振摇 1 次,7 天后改为每周 1 次,浸泡 100 天。每次 20 毫升,每日 1～2 次。

3.治疗心脾虚损的失眠、惊悸、怔忡等 常与酸枣仁、远志、白术、茯苓、当归等配合应用。

4.用于气血不足,体虚力弱等症 本品既能补脾胃之气,又能补营血不足,单用一味熬膏,或配合其他益气补血药物同用,可治气弱血虚之症。

【古籍记载】

1.《本草纲目》:"食品以荔枝为贵,而资益则龙眼为良,盖荔枝性热,而龙眼性和平也。"

2.《药品化义》:"桂圆,大补阴血,凡上部失血之后,入归脾汤同莲肉、芡实以补脾阴,使脾旺统血归经。如神思劳倦,心经血少,以此助生地、麦冬补养心血。又筋骨过劳,肝脏空虚,以此佐熟地、当归,滋补肝血。"

3.《神农本草经》:"主五脏邪气,安志、厌食,久服强魂魄,聪明。"

4.《名医别录》:"除虫,去毒。"

5.《开宝本草》:"归脾而能益智。"

6.《日用本草》:"益智宁心。"

7.《滇南本草》:"养血安神,长智敛汗,开胃益脾。"

8.《本草通玄》:"润肺止咳。"

【民间传说】

古代江南某地有一个钱员外,年过半百膝下无子。钱员外连取三房妻室,总算在 53 岁时得了个儿子。晚年得子,合家欢喜,取名钱福禄。小福禄娇生惯养,又瘦又矮,十岁的他看上去仍像四五岁。远房亲戚王夫人对钱员外说:"少爷若要强身健体,非吃龙眼不可。"王夫人讲了有关龙眼来历的传说：哪吒打死了东海龙王的三太子，还挖了龙眼。这时正好有个叫海子的穷孩子生病，哪吒便把龙眼让他吃了。海子吃了龙眼之后病好了，长成彪形大汉，活了百余岁。海子死后，他的坟上长出一棵树，树上结满了像龙眼一样的果子。在东海边家家种植龙眼树，人人皆食龙眼肉。钱员外立即派人去东海边采摘龙眼，并加工制作成龙眼干肉，蒸给福禄吃。福禄果然身强体壮起来。

【分析点评】

龙眼营养丰富，是珍贵的滋养强化剂。果实除鲜食外，还可制成罐头、酒、膏、酱等，亦可加工成桂园干肉等。此外，龙眼的叶、花、根、核均可入药。龙眼树木质坚硬，纹理细致优美，是制作高级家具的原料，又可以雕刻成各种精巧工艺品。龙眼花是一种重要的蜜源植物，龙眼蜜是蜂蜜中的上等蜜。本品甘温入脾，又能补后天之源而益气养血，且甘甜平和，宜于久服，适宜年老体弱、久病体虚的患者。

芦 根

【基本情况】

芦根为禾本科植物芦苇的新鲜或干燥根茎。芦苇为多年生高大草本,具有匍匐状地下茎,粗壮,横走,节间中空,每节上具芽。茎高2～5米,节下通常具白粉。叶两列式排列,具叶鞘;叶鞘抱茎,无毛或具细毛;叶灰绿色或蓝绿色,较宽,线状披针形,长30～60厘米,宽2～5厘米,粗糙,先端渐尖;叶舌长1～2毫米,成一轮毛状。圆锥花序大形,顶生,直立,有时稍弯曲,长15～25厘米,有时或更长;小穗长9～12毫米,暗紫色或褐紫色,稀淡黄色;颖披针形,内颖比外颖长约1倍;第一花通常为雄性,其外稃长8～15毫米,内稃长3～4毫米,脊上粗糙;第二外稃长9～16毫米,先端长渐尖,基盘具长6～12毫米柔毛;两性花具雄蕊三,雌蕊一,花柱二,柱头羽状。颖果,椭圆形至长圆形,与内外稃分离。花期9～10月。全国各地的池沼地、河溪边、湖边、池塘两岸、砂地、湿地等多有野生。

【性状鉴定】

真品芦根:外观呈长圆柱形或扁圆柱形,长短不一,直径约1.5厘米,表面黄白色,有光泽,先端尖形似竹笋,全体有节,干品节部较硬,有残留的须根及芽痕;质轻而柔韧,不易折断,断面黄白色,中空,周壁厚1.5毫米,可见排列成环的细孔,外皮疏松,可以剥离;闻之气微,口尝甘甜。

伪品芦根:为多年生草本植物,生在浅水里,嫩茎因黑穗病菌寄生菌的作用而形成笋状结构称"茭白",其干燥的根亦为压扁的圆柱形，但直径较小，为 0.6～0.8 厘米，表面棕黄色或金黄色，有环状突起的节，节上有根痕及芽痕，节间有细纵皱纹；断面周壁较薄，约 1 毫米，无环状小孔，外皮不易剥离；闻之亦气弱，但口尝味淡无甜味。

【药用价值】

芦根含薏苡素，以及蛋白质 5%、脂肪 1%、碳水化合物 51%、天门冬酰胺 0.1%。芦苇含纤维素 48%～54%，木质素约 18.2%，木聚糖约 12.4%，灰分 2.8%。多糖水解产生 D-木糖、L-阿拉伯糖、D-葡萄糖、D-半乳糖和两种糖醛酸。另含多量维生素 B_1、B_2 和 C 及苜蓿素。

性味归经：寒，甘。归肺、胃经。

功能主治：清热泻火，生津止渴，除烦，止呕，利尿。主治热淋涩痛、肺痈吐脓、肺热咳嗽、胃热呕吐、热病烦渴等症。

用法用量：煎汤，15～30 克；或捣汁用，鲜品用量加倍。

注意：脾胃虚寒者忌服。

【食疗方法】

1. 生芦根粥

[原料]鲜芦根 100～150 克，竹茹 15～20 克，粳米 100 克，生姜 2 片。

[制法]取鲜芦根洗净，切成小段，与竹茹同煎取汁，去渣，入粳米同煮粥，粥欲熟时加入生姜，稍煮即可（煮粥宜稀薄）。

[功效]清热除烦，生津止呕。适用于妇女妊娠阻病以及一切高热引起的口渴心烦、胃热呕吐或呃逆不止等症。

2. 芦根薄荷饮

[原料]薄荷 5 克，芦根 30 克。

[制法]薄荷、芦根洗净，芦根切段。先将芦根放进锅里，加适量清水，煎 10 分钟，然后放入薄荷，稍煮片刻即可。

[功效]利尿消肿，辛凉解表，止咳化痰，发汗。

【临床应用】

1.治五噎,心膈气滞,烦闷吐逆,不下食　芦根五两,锉,以水三大盏,煮取二盏,去滓,不计时,温服(《金匮玉函方》)。

2.治百日咳,咯血　芦根 30 克,卷柏 6 克,木蝴蝶 6 克,牛皮冻 7.5 克。水煎服(《湖南药物志》)。

3.治妊娠呕吐不食,兼吐痰水　生芦根十分,橘皮四分,生姜六分,槟榔二分。以水二升,煎取七合,空腹热服(《经效产宝》)。

【古籍记载】

1.《唐本草》:"治疗呕逆不下食、胃中热、伤寒患者弥良。"

2.《日华子本草》:"治寒热时疾烦闷,妊孕人心热,并泻痢人渴。"

3.《本草蒙筌》:"解酒毒、鱼蟹中毒。"

4.《玉楸药解》:"清降肺胃,消荡郁烦,生津止渴,除呕下食,治噎哕懊恼。"

5.《天宝本草》:"清心益肾,去目雾,头晕,耳鸣,疮毒,夜梦颠倒,遗精。"

6.《本草原始》:"治干呕霍乱。"

【民间传说】

相传从前有一户姓田的穷人,有一年在秋冬之交,由于孩子受了风寒,烧得满面通红,昏睡不起,穷人急忙去镇上的药铺买药。外号叫刀黑心的药店店主慢悠悠地对穷人说:"要退热,就得吃羚羊角,离了羚羊角,发热退不了。"穷人急忙问道:"那羚羊角需要多少钱?"刀黑心说:"退热需要五分羚羊角,名贵药材,一分一两,五分五两银子。"穷人哪里有这么多银子,便向刀黑心哀求能不能少要点钱。刀黑心把脸一沉说:"穷鬼,买不起药就别来,我还不想卖给你呢!"穷人听了非常气愤,但又没有办法,无奈之下只有忍气吞声地走出药店。穷人刚一迈出药店店门,就碰见了一个叫花子。叫花子同情地对穷人说:"退热不一定非吃羚羊角不可,我教给你个法儿,不花一分钱,就可以退孩子的热。"穷人听了非常感激,急忙问道:"好师傅,什么法儿?"叫花子说:"你赶快到池塘边挖些芦根,用水洗净后,给孩子煎成汤药喝,热就自然退了。"穷人听了连忙到村外池塘边上挖了些鲜芦根,用水洗去根上的泥沙,切成半寸长,煎成汤给孩子灌下去。果然,三剂过后,孩子热退病愈。从此以后,村里的人都知道芦根能解大热,是一种退热药,谁家有发高热的病人,便去挖些芦根,再也不去药店求那个刀黑心了,芦根也就成了一味不花钱就能退热的草药。

【分析点评】

芦根性味甘、寒,既能清肺热而祛痰排脓,又能清胃热而生津止呕。它虽属性寒,但味甘淡而力,用清肺胃,只能作为辅助药品。不过,它有一优点,即性不滋腻,生津而不恋邪,凡温病热恋卫、气,或热病后如有伤津口渴的症候,都可应用。

绿　豆

【基本情况】

绿豆为一年生直立或末端微缠绕的豆科草本植物绿豆的成熟干燥种子,因其颜色青绿而得名,又名青小豆。干燥种子呈短椭圆形,小型,长 4～6 毫米,表面绿黄色或暗绿色,光泽,百粒重 2～8 克。

【性状鉴定】

真品绿豆:新鲜绿豆外皮蜡质,颜色鲜绿,籽粒饱满、均匀,很少破碎,无虫,不含杂质,无其他异味。

伪品绿豆:色泽暗淡,籽粒大小不均,饱满度差、破碎多,有虫,有杂质。微有异味或有霉变等不正常的气味。

【药用价值】

绿豆种子性属寒凉,食药两用:含丰富的蛋白质、矿物质以及丰富的维生素 C、B 族维生素、胡萝卜素等,可供食用;中医临床亦可入药,具有解毒消暑、清热祛火、清血利尿、利水消肿、明目降压等功效,对肌肤的清除毒素、舒缓肌肤也有特别功效,是不可多得的"济世良谷"。叶(绿豆叶)、花(绿豆花)、种皮(绿豆皮)亦供药用,花及芽解酒毒,果荚治赤痢,种皮功同绿豆,并能退目翳,治疗斑痘目翳。

性味归经:甘,寒。归心、胃经。

功能主治:清热解毒,消暑,利水,解百毒。

用法用量:煎汤,30～50 克;研末或生研绞汁。外用,研末调

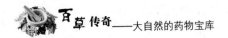

敷,适量。

注意:①绿豆性属寒凉,平素脾虚胃寒、易泻者不宜食用,老、幼及体质虚弱的人不宜喝大量绿豆汤。②绿豆不宜与榧子、鲤鱼、西红柿、狗肉等一起食用。

【食疗方法】

1.绿豆银花汤

[原料]绿豆 100 克,金银花 30 克。

[制法]先煮豆后下金银花,吃豆喝汤。

[功效]清热解毒祛暑。

2.绿豆丝瓜花饮

[原料]绿豆 50 克,鲜丝瓜花 8 朵。

[制法]先将绿豆煮熟烂后,加入丝瓜花,再煮片刻,食豆喝汤。

[功效]清热解暑。

3.绿豆海蜇汤

[原料]绿豆 50 克,海蜇 50 克。

[制法]将两味加水熬成汤,内服。

[功效]解暑热,降血压,止咳喘。

【临床应用】

1.治十种水气　绿豆二合半,大附子一只(去皮、脐,切作两片)。水三碗,煮熟,空心卧时食豆,次日将附子两片切四片,再以绿豆二合半,如前煮食,第三日别以绿豆、附子如前煮食,第四日如第二日法煮食,水从小便下,肿自消,未消再服。忌生冷毒物盐酒六十日(《朱氏集验医方》)。

2.治小便不通,淋漓　青小豆半升,冬麻子三合(捣碎,以水二升淘,绞取汁),陈橘皮一合(末)。上以冬麻子汁煮橘皮及豆令热食之(《圣惠方》)。青豆二升,橘皮二两,煮豆粥,下麻子汁一升。空心渐食之,并饮其汁,甚验(《养老书》)。

3.治赤痢经年不愈　绿豆角蒸熟,随意食之(《普济方》)。

4.治小儿遍身火丹并赤游肿　绿豆、大黄为末,薄荷蜜水调涂(《普济方》)。绿豆五钱,大黄二钱。为末,用生薄荷汁入蜜调涂(《全幼心鉴》)。

5.治痈疽　赤小豆、绿豆、黑豆、川姜黄。上为细末,未发起,姜汁和井水调敷;已发起,蜜水调敷(《普济方》)。

6.治赤痢不止　大麻子,水研滤汁,煮绿豆食之,极效。粥食亦可(《必效方》)。

7.治心气疼痛　绿豆二十一粒,胡椒十四粒。同研,白汤调服即止。

8.治多食易饥　绿豆、黄麦、糯米各一升,炒熟磨粉。每以白汤服一杯,三五日见效。

9.治疮气呕吐　绿豆粉三钱,干胭脂半钱,研匀。新汲水调下,一服立止(《普济方》)。

【古籍记载】

1.《农桑通决》:"人俱作豆粥豆饭,或作饵为炙,或磨而为粉,或作面材。"绿豆种子在无光无土及适当的湿度条件下可培育出芽菜,即常见菜蔬——豆芽,食用部分主要是胚轴,富含维生素。

2.《麻城鹅》:"麻城鹅品先州右,饵以膏粱兼菉豆。"菉豆即绿豆,指明麻城鹅是用高贵的食品及绿豆喂养的。

3.《本草纲目》:"绿豆,消肿治疽之功虽同亦豆,而压热解毒之力过之。且益气、厚肠胃、通经脉,无久服枯人之忌。但以作凉粉,造豆酒,或偏于冷,或偏于热,能致人病,皆人所为,非豆之咎也。豆粉须以绿色黏腻者为真,外科治痈疽,有内托护心散,极言其效,丹溪朱氏,有论发挥。绿豆肉平、皮寒,解金石、砒霜、草木一切诸毒,宜连皮生研,水服。"

【民间传说】

清朝康熙年间,宰相李光地保举推荐施琅去收复台湾。施琅奉旨到福建做水师提督，准备跨越台湾海峡。军舰在海上行军打仗，军队所带的干粮都是平时的面头，发干，不易下咽。施琅就叫同乡火头军苏顺成去想办法，做一些较奇巧的好吃的干粮，搭配着这些一般的干粮吃。火头军苏顺成就烧一碗绿豆汤，和煎好的肉饼捧去给施将军鉴定。施琅听说奇巧好吃的干粮做出来了，没顾上喝绿豆汤，就拿起煎肉饼，嗅一下，很香，掰开一看，里面是糖和肉做馅，眉头一皱，摇摇说："六月暑天，军队坐在战船顶，嘴干喉渴，煎肉饼油唧唧，要怎么吃会得落去呀！"说完将煎饼放下，捧起绿豆汤喝，说："热天时吃绿豆，去暑解毒，饮绿豆汤实在爽神，可惜不是干粮。唉！"就在把碗放回去时，由于用力过猛，绿豆汤倒在煎饼上面。火头军就赶紧去收拾。哪知施将军灵机一动，说："有了！做饼！做饼！将绿豆做饼！""嘛！做绿豆饼！"苏顺成到底头脑灵活，一点就通。将绿豆去壳做豆馅，外面用一层薄薄的面粉做皮，做出绿豆饼，成了又奇巧又好吃的干粮。

后来，施琅收复台湾大功告成，苏顺成离开军队去坊脚街开店卖绿豆饼。绿豆饼的皮可揉油，豆馅也掺冬瓜、葱头油这些佐料，干粮就变成了出名的点心。

【分析点评】

绿豆又名青小豆，因其颜色青绿而得名。绿豆有很高的营养价值，用途较多，是夏令饮食中的上品，各地均作为粮食作物种植。其更高的价值是它的药用价值。《儒林外传》的医药方剂第二十三回，大热天用绿豆汤治疗痢疾也是医书揭示的良方。唐代名医孙思邈所撰的食疗专著《千金食治》就说绿豆的性能是"治寒热、热中、止泻痢、卒澼"。此外，绿豆的美容、美肤、保健、解毒等功能，受广大市民的认同。

罗 汉 果

【基本情况】

罗汉果为葫芦科植物罗汉果的干燥果实。呈卵形、椭圆形或球形,长 4.5～8.5 厘米,直径 3.5～6.0 厘米。表面褐色、黄褐色或绿褐色,有深色斑块及黄色柔毛,有的具 6～11 条纵纹。顶端有花柱残痕,基部有果梗痕。体轻,质脆,果皮薄,易破。果瓤(中、内果皮)海绵状,浅棕色。种子扁圆形,多数,长约 1.5 厘米,宽约 1.2 厘米;浅红色至棕红色,两面中间微凹陷,四周有放射状沟纹,边缘有槽。气微,味甜。生长在海拔 300～1 400 米亚热带山坡林下、河边湿润地段或灌木丛林中。罗汉果是我国桂林市著名特产,是桂林三宝之一。

【性状鉴定】

真品罗汉果:干燥果实呈圆形至长圆形,直径 5～8 厘米,外表黄褐色至深棕色,较光泽,微具残留毛茸,少数有较深色的纵条纹。顶端膨大,中央有一圆形的花柱基痕,基部略狭窄,有果柄痕;质脆易碎,破碎后内表面黄白色,疏松似海绵状。除去中果皮,可见明显的纵脊纹 10 条。种子扁平,呈矩圆形或类圆形,棕色,边缘较厚,中央微凹,内有子叶 2 枚。真品罗汉果含有较多葡萄糖和果糖,口尝味甜。

伪品山橙干燥果实:外观呈圆球形,个头与正品相仿,表面稍有光泽,但表面为棕红色或棕褐色,常见带有黑色斑块,有时可见花萼宿存,基部有木质果柄;果皮厚而韧,剖开后,种子呈扁圆形,

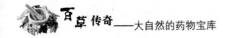

种仁黄色,富油性;闻之气微,口尝味涩而且有毒。

【药用价值】

罗汉果含罗汉果苷,较蔗糖甜 300 倍;另含果糖、氨基酸、黄酮等。果中含非糖甜味的成分,主要是三萜皂苷类:罗汉果苷Ⅴ及Ⅳ。苷Ⅴ的甜度是蔗糖的 256～344 倍,苷Ⅳ的甜度为蔗糖的 126 倍,不含苷Ⅳ则无甜味。次要的是 D-甘露醇,其甜度为蔗糖的 0.55～0.65 倍;还含大量葡萄糖,果糖占 14％。又含锰、铁、镍、硒、锡、碘、钼等 26 种无机元素;以及蛋白质、维生素 C 等。种仁含油脂 41.07％,基中脂肪酸有亚油酸、油酸、棕榈酸、硬脂酸、棕榈油酸、肉豆蔻酸、月桂酸、癸酸。

性味归经:甘,凉。归肺、大肠经。

功能主治:润肺止咳,生津止渴。主治急、慢性支气管炎,咽喉炎,支气管哮喘,百日咳,胃热,便秘,急性扁桃体炎等。

用法用量:煎服,9～15 克;或开水泡服。

注意:脾胃不和禁用。

【食疗方法】

1.罗汉果猪肉汤

[原料]罗汉果 1/6 枚,猪肉 400 克,腐竹 100 克,柿饼 3 个,食盐适量。

[制法]柿饼洗净,去蒂,每个切 4 块。罗汉果洗净。腐竹浸软,切短段。猪肉放沸水中煮 5 分钟,取出洗净。锅置火上,加适量水,煮沸,放入上述煮沸,用小火煮 1.5 小时,放入食盐调味,再煮 1.5 小时即成。佐餐食用,每日 1～2 次,每次 150～200 毫升。

[功效]滋肺润燥,祛皱展纹。适用于肺阴亏虚而致皮肤干燥、面皱早衰、毛发枯焦、手足心热等。

2.罗汉果猪肺汤

[原料]罗汉果 1 枚,猪肺 250 克,调味品若干。

[制法]取罗汉果1枚,清洗干净,切成小块;猪肺250克,清洗干净,切成小块,开水焯一下,挤出里面的气泡,然后和罗汉果一起放入适量的清水,一起煮成汤,加入调味料即可以饮用。

[功效]滋补肺阴,清利咽膈。

【临床应用】

1.治喉痛失音　罗汉果1个,切片,水煎,待冷后,频频饮服。

2.治肺热阴虚痰咳不爽及肺结核患者　罗汉果100克,枇杷叶150克,南沙参150克,桔梗150克。加水煎煮2次,合并煎液,滤过,滤液静置24小时,取上清液浓缩至适量,加入蔗糖使溶解,再浓缩至1000毫升,即得。每次口服10毫升,每日3次。

3.治肺燥咳嗽痰多,咽干口燥　罗汉果半个,陈皮6克,瘦猪肉100克。先将陈皮浸,刮去白,然后与罗汉果、瘦肉共煮汤,熟后去罗汉果、陈皮,饮汤食肉。

4.治急、慢性支气管炎,扁桃体炎,咽炎,便秘　罗汉果15～30克,开水泡,当茶饮。

【古籍记载】

1.《岭南采药录》:"理痰火咳嗽,和猪精肉煎汤服之。"

2.《广西中药志》:"止咳清热,凉血润肠。治咳嗽,血燥胃热便秘等。"

【民间传说】

在很久以前,广西某地有一个古老的瑶寨,寨中有一位姓罗的樵夫,因为父亲早逝,他和母亲相依为命。他勤于劳作,孝敬母亲,深得乡亲们的赞赏。

一年秋天,樵夫的母亲患了风寒证,整天咳喘不已,异常痛苦。樵夫看在眼里,痛在心上,但是家中一贫如洗,一日两餐尚难保证,根本没有余钱请郎中诊治。无奈,他只好更加辛劳地上山砍柴,希望以卖柴所得的微薄银两为母亲求医问药。

一天清晨,樵夫又和往日一样,空着肚子,早早地就上山砍柴。在一片密林中,他挥刀砍啊砍啊,一不小心,他砍中了一个马蜂窝。顷刻马蜂嗡嗡乱飞,樵夫在惊恐中连连后退。一只奇大无比的马蜂追赶上樵夫,在他裸露着的手臂上狠狠一蜇,被蜇处立即变得红肿起来,疼痛不已,樵夫感到心悸气促、头晕目眩。他孤身影只置身于这僻静的山中,无医可求,自己又不识草药药性,更不懂得对症治疗,真是叫天天不应,叫地地不灵。无奈之下,他只好强忍着剧痛和头晕、心悸等不适,踉踉跄跄地向山下走去。

走了长长的一段崎岖山路,他感到累了,于是坐下稍作休息。不经意间,他闻到一阵沁人心脾的水果般的香味。奇怪,在这荒无人烟的山野中,何来的水果?环顾四周,他看见眼前不远处长着一团团一簇簇的青藤,青藤上结满了一只只不知名的形似葫芦的野果。又饿又累的他心中一喜,三步并作两步走上前去,摘下一只,狼吞虎咽地吃了起来。没想到这野果不仅香甜可口,而且清凉怡人,与自己被马蜂蜇伤的红肿热痛形成鲜明的对比。于是,他突发奇想:说不定以清凉的果汁涂在伤口上会缓解疼痛呢。于是,他把果汁往伤口上涂。即时,他感到伤处有一种说不出的清凉!更令他意想不到的是,伤处的疼痛竟开始缓解,没过多久,伤处红肿疼痛消失,仿佛未曾被马蜂蜇过一般。惊喜之余,他便摘了好些野果带回家中,给患病的母亲当水果吃。

樵夫的母亲吃了这种野果后,第一天觉得清凉润喉,神清气爽;第二天觉得咳喘有所减轻,见这果子不但好吃省粮,而且有助于母亲病情缓解,樵夫高兴极了。

【分析点评】

罗汉果有清热润肺的功效,但中医文献中未记载罗汉果有养阴之功效。现代医学研究证实,罗汉果含一种比蔗糖甜 300 倍的甜味素,但它不产生热量,所以是糖尿病、肥胖等不宜吃糖者的理想替代饮料。含丰富的维生素 C,有抗衰老、抗癌及益肤美容作用;有降血脂及减肥作用,可辅助治疗高脂血症,改善肥胖者的形象,是爱美女性的必选水果。

麦　芽

【基本情况】

麦芽为禾本科植物大麦的成熟果实经发芽干燥的炮制加工品。呈梭形，长 8～12 毫米，直径 3～4 毫米。表面淡黄色，背面为外稃包围，具五脉，先端长芒已断落；腹面为内稃包围。除去内外稃后，腹面有 1 条纵沟；基部胚根处生出幼芽及须根，幼芽长披针状条形，长约 0.5 厘米。须根数条，纤细而弯曲。质硬，断面白色，粉性。气微，味微甘。多生长在北方区域。

【性状鉴定】

真品麦芽：

（1）生麦芽：呈梭形，长 8～12 毫米，直径 3～4 毫米。表面淡黄色，背面为外稃包围，具五脉，先端长芒已断落；腹面为内稃包围。除去内外稃后，腹面有 1 条纵沟，基部胚根处生出幼芽及须根，幼芽长披针状条形，长约 0.5 厘米。须根数条，纤细而弯曲；质硬，断面白色，粉性；气微，味微甘。

（2）炒麦芽：本品形如麦芽，表面棕黄色，偶有焦斑。有香气，味微苦。

（3）焦麦芽：本品形如麦芽，表面焦褐色，有焦斑。有焦香气，味微苦。

伪品麦芽：色泽晦暗、胚芽不全或腐烂，出芽率低，不足 85％。

【药用价值】

麦芽含淀粉酶、转化糖酶、催化酶、麦芽糖、蛋白质、脂肪油、

B 族维生素等,有降血糖、抑制催乳素释放的作用,还可以抗结肠炎。

性味归经:甘、平,归脾、胃经。

功能主治:行气消食,健脾开胃,回乳消胀。用于食积不消,脘腹胀痛,脾虚食少,乳汁郁积,乳房胀痛,妇女断乳,肝郁胁痛,肝胃气痛。

用法用量:煎服,10～15 克,回乳炒用 60 克。生麦芽健脾和胃,疏肝行气,用于脾虚食少,乳汁郁积。炒麦芽行气消食回乳,用于食积不消,妇女断乳。焦麦芽消食化滞,用于食积不消,脘腹胀痛。

注意:哺乳期妇女不宜使用。

【食疗方法】

1.山楂麦芽茶

[原料]炒麦芽 10 克,干山楂 3 克,红糖 15 克。

[制法]将干山楂片与炒麦芽放入干净的小锅中,加水 400 毫升,中火烧开后,转小火继续加热 15 分钟。将煮好的水放至稍凉后,调入红糖,即可饮用。

[功效]回乳消积。

2.生/炒麦芽粥

[原料]粳米 150 克,生/炒麦芽各 50 克,红糖适量。

[制法]上品加水适量,先用大火煮沸,再转用小火熬成粥品,食用前加入适量红糖。

[功效]养胃生津,回乳消胀。

3.麦芽牛肚汤

[原料]麦芽 20 克,谷芽 15 克,山楂 5 克,牛肚 500 克,生姜 3 片,盐适量。

[制法]各物洗净,放入瓦煲,加入清水 2 500 毫升,煲约 2 小

时,下盐即可饮用。

[**功效**]消食化滞,健脾和中。

【临床应用】

1.治食积不化、脘闷腹胀　可与山楂、六曲等配伍,水煎服。

2.治疗脾胃虚弱、食欲缺乏　与白术、党参等补气健脾药同用。

3.治疗消化不良病情较轻者　单用本品煎服;或炒焦,研细末,用开水调服。

4.治乳汁郁积引起的乳房胀痛等症　麦芽有回乳之功,凡妇人在婴儿断奶时,可用生麦芽二两,加水煎服;如因乳汁郁积引起乳房胀痛,则用量必须加倍,可收退乳消胀之效。

5.治疗肝气郁滞、肝胃不和之胁肋胀痛　配伍川楝子、柴胡,可疏肝解郁,调胃理气。

【古籍记载】

1.《药性论》:"消化宿食,破冷气,去心腹胀满。"

2.《日华子本草》:"温中,下气,开胃,止霍乱,除烦,消痰,破症结,能催生落胎。"

3.《医学启源》:"补脾胃虚,宽肠胃,捣细炒黄色,取面用之。"

4.《滇南本草》:"宽中,下气,止呕吐,消宿食,止吞酸吐酸,止泻,消胃宽膈,并治妇人奶乳不收,乳汁不止。"

5.《本草纲目》:"麦蘖、谷芽、粟蘖,皆能消导米面诸果食积。观造饧者用之,可以类推。但有积者能消化,无积而久服,则消人元气也,不可不知。若久服者,须同白术诸药兼用,则无害。"

【民间传说】

大麦始载于本草专著见于《名医别录》。古有云:"苏云大麦出关中,今南北之人皆能种。屑之作面,平胃,止渴,消食。水渍之生芽为蘖。化宿食,破冷气,止心腹胀满。"大麦芽,炒香开胃,以除烦闷;生用力猛,主消麦面食积,癥瘕气结,胸膈胀满,郁结痰涩,小儿伤乳,又能行上焦滞血。有一妇人气血壮盛,然产后无儿饮乳,乳房胀痛,朱丹溪思虑妇人乳汁为血所化,因其善于消化,微兼破血之性,应善回乳,故用麦芽二两,炒香捣去皮为末,分四服饮用,症状立消,可见麦芽药性之锐,散血行气,极为迅速。朱丹溪对此非常重视,常用麦芽治疗此类病症。以麦芽回乳是自古以来就有的良方,至入丸散剂可炒用,入汤剂皆宜生用。

【分析点评】

麦芽长于健胃,通乳。生麦芽,用于脾虚食少,消化不良,乳房胀满,乳汁郁积;炒麦芽偏于行气消食,回乳,用于脾运不佳,便溏日久,妇女欲断乳汁;焦麦芽专于消食导滞,用于食积吞酸,脘腹闷胀。临床应用时应注意鉴别,对症用药。

木　瓜

【基本情况】

木瓜为蔷薇科植物贴梗海棠的干燥近成熟果实。多年生灌木,高2~3米。枝棕褐色,有刺,皮孔明显。叶柄长3~15毫米;托叶近半圆形,变化较大,往往脱落;叶片卵形至椭圆状披针形,长2.5~14.0厘米,宽1.5~4.5厘米,先端尖或钝圆形;基部宽楔形至近圆形,边缘有线状汉锯齿,有时有不整齐的重锯齿,上面绿色,下面淡绿色,两面均无毛,或幼时在下面中肋上有淡棕色柔毛。花数朵簇生,绯红色,也有白色或粉红色,花梗极短;萼片五,直立,紫红色,近于长圆形,长约5毫米,边缘和内面有黄色柔毛;花瓣五,近圆形,长约1.7厘米;雄蕊多数,约分4层,花药背着,长圆形,二室;雌蕊一,子房下位,五室,花柱五,下部稍连和。梨果卵形或球形,长约8厘米,黄色或黄绿色,芳香。花期3~4月。果期9~10月。主产于安徽、湖北、四川、浙江等省,以安徽宣城的宣木瓜质量最好。

【性状鉴定】

真品木瓜:干燥果实呈长圆形,常纵剖为卵状半球形,长4~8厘米,宽3.5~5.0厘米,厚2~8毫米,外皮棕红色或紫红色,微有光泽,常有褶皱,边缘向内卷曲;质坚硬,剖开面呈棕红色,平坦或有凹陷的子房室,种子大多数脱落,有时可见子房隔壁;种子为三角形,红棕色,内含白色种仁一粒;闻之气微,口尝味酸涩。

伪品榠楂:干燥果实呈月牙形或类长椭圆形,多纵剖成2~4瓣,表面平滑或稍粗糙无褶皱,有极细的皱纹,呈红棕色,光滑无皱纹,久存后为紫棕色,两端平或微翘,边缘微内曲,剖面平坦或微凹;果肉较厚,呈红棕色,粗糙,显颗粒性;中心子房室明显,内含种子多数,种子扁平三角形,排列紧密,为红棕色;质坚硬而重;闻之气微香,口尝味酸涩,嚼之有砂粒感。

【药用价值】

木瓜含齐敦果酸、木瓜酚、皂苷、苹果酸、酒石酸、柠檬酸、维生素 C、黄酮类、鞣质。种子含氢氰酸,具有舒筋活络、和胃的功能。每 100 克木瓜含水分 92.2 克,蛋白质 0.4 克,异亮氨酸 14 毫克,亮氨酸 20 毫克,赖氨酸 9 毫克,苯丙氨酸 19 毫克,酪氨酸 6 毫克,苏氨酸 11 毫克,缬氨酸 17 毫克,天冬氨酸 157 毫克,谷氨酸 38 毫克,甘氨酸 17 毫克,精氨酸 6 毫克,组氨酸 18 毫克,甘氨酸 19 毫克,丙氨酸 17 毫克,脯氨酸 9 毫克,丝氨酸 12 毫克,碳水化合物 7 克,脂肪 0.3 克。此外,还含有番木瓜蛋白酶、凝乳酶、维生素 A 原以及维生素 B、维生素 C、维生素 D、维生素 E、番木瓜碱等。

性味归经:酸,温。归肝、脾经。

功能主治:舒筋活络,和胃化湿。用于:①风湿痹痛,筋脉拘挛,脚气肿痛。②湿浊中阻所致吐泻转筋。③消化不良证。燥湿除寒,祛痰截疟,消食化乱治疟疾,痰饮痞满,脘腹冷痛,反胃,呕吐,泻痢,食积。

用法用量:内服,煎汤,6～12 克;或入丸散、浸酒。外用,适量,煎汤熏洗。

注意:本品酸温,故阴虚腰膝酸痛及胃酸过多者忌服。

【食疗方法】

1. 木瓜煲红枣莲子

[**原料**]木瓜半个,红枣 10 个,莲子 80 克,蜂蜜、冰糖适量。

[**制法**]红枣、莲子加适量冰糖,煮熟待用。将木瓜剖开去籽,放入红枣、莲子、蜂蜜,上笼蒸透即可。

[**功效**]调经益气,滋补身体。

2.木瓜牛奶

[**原料**]木瓜 150 克,鲜奶 200 毫升(约 1 大杯),冰淇淋1小盒,糖 1 小匙(可加可不加)。

[**制法**]木瓜去皮、切块,放入果汁机中加入 200 毫升鲜奶,糖、冰淇淋适量,用中速搅拌几分钟即可。

[**功效**]润肤养颜。

【临床应用】

1.治腰痛,补益壮筋骨　牛膝(温酒浸,切,焙)二两,木瓜(去顶、穰,入艾叶一两蒸熟)一枚,巴戟(去心)、茴香(炒)、木香各一两,桂心(去皮)半两。上为细末,入熟木瓜并艾叶同杵千下,如硬,更下蜜,丸如梧子大,每服二十丸,空心盐汤下。

2.治脚膝筋急痛　煮木瓜令烂,研作浆粥样,用裹痛处,冷即易,一宿三五度,热裹便差。煮木瓜时,入一半酒同煮之。

3.治呕吐　木瓜(末)、麝香、腻粉、木香(末)、槟榔(末),各一份。上同研,面糊丸,如小黄米大,每服一二丸,甘草水下,无时服(《小儿药证直诀》木瓜丸)。

4.治泻不止　米豆子二两,木瓜、干姜、甘草各一两。为细末,每服二钱,米饮调,不以时(《鸡峰普济方》木瓜汤)。

5.治风湿客搏,手足腰膝不能举动　木瓜一枚,青盐半两。上用木瓜去皮脐,开窍填吴茱萸一两,去枝,将线系定,蒸热细研,入青盐半两,研令匀,丸梧桐子大,每服四十丸,茶酒任下,以牛膝浸酒服之尤佳,食前(《杨氏家藏方》水瓜丸)。

【古籍记载】

1.《本草求真》:"木瓜,酸涩而温,止属收敛之品,何书备着其功曰理脾、舒筋、敛肺?缘暑湿伤人,挥霍撩乱,吐泻交作,未有不累脾胃而伤元气,损营卫而败筋骨。木瓜气味酸涩,既于湿热可疏,复于损耗可敛,故能于脾有补,于筋可舒,于肺可敛,岂真肺胃虚弱,可为常用之味哉？然使食之太过,则又损齿与骨及犯癃闭,以其收涩甚而伐肝极,奈人仅知理脚,而不审其虚实妄投,殊为可惜。陈者良。"

2.《本草正》:"木瓜,用此者用其酸敛,酸能走筋,敛能固脱,得木味之正,故尤专入肝益筋走血。疗腰膝无力,脚气,引经所不可缺,气滞能和,气脱能固。以能平胃,故除呕逆、霍乱转筋,降痰,去湿,行水。以其酸收,故可敛肺禁痢,止烦满,止渴。"

3.《食疗本草》:"治呕晼风气,吐后转筋,煮汁饮之。"

4.《本草拾遗》:"下冷气,强筋骨,消食,止水痢后渴不止,作饮服之。又脚气冲心,取一颗去子,煎服之,嫩者更佳。又止呕逆,心膈痰唾。"

【民间传说】

一代名医许叔微在《本事方》中记载一则有趣的故事:安徽广德顾安中外出,偶然腿脚肿痛,不能行走,只好乘船回家。在船上,他将两脚放在一包装货的袋子上,下船时突然发现自己腿脚肿胀疼痛竟然好了许多,感到十分惊奇,就问船家袋中装的是何物？船家回答是木瓜。顾安中回家后,就买了一些木瓜切片,装于袋中,每日将脚放在上面,不久,他的腿脚病就痊愈了。

【分析点评】

木瓜性温味酸,平肝和胃,舒筋络,活筋骨,降血压,具有阻止人体致癌物质亚硝胺合成的作用。木瓜中维生素 C 的含量是苹果的 48 倍。常食具有平肝和胃、舒筋活络、软化血管、抗菌消炎、抗衰养颜、抗癌防癌、增强体质之保健功效,是一种营养丰富、有百益而无一害的果之珍品。

人　参

【基本情况】

人参为五加科植物人参的干燥根和根茎。多年生草本植物，喜阴凉。人参主根高 30～60 厘米，肥厚，肉质，黄白色，圆柱形或纺锤形，下面稍有分支；根状茎（芦头）短，直立。叶，人参茎直立，圆柱形，不分支，人参复叶掌状，小叶 3～5 片，中间三片近等大，有小叶柄；小叶片椭圆形或微呈倒卵形，长 4～15 厘米，宽 2.0～6.5 厘米，先端渐尖，基部楔形，边缘有细锯齿，上面脉上散生少数刚毛，下面无毛，最下 1 对小叶甚小，无小叶柄。人参夏季开花，伞形花序单一顶生叶丛中，总花梗长达 30 厘米，每花序有 4～40 花，小花梗长约 0.5 厘米。苞片小，条状披针形；萼钟形，与子房愈合，裂片五，绿色；花瓣五，卵形，全缘，淡黄绿色；雄蕊五，花丝短；雌蕊一，子房下位，二室，花柱二，上部分离，下部合生。人参浆果扁圆形，成熟时鲜红色，内有两粒半圆形种子。

【性状鉴定】

生晒参：主根长 3～10 厘米，直径 0.3～2.0 厘米。表面土黄色，有黑棕色横纹及纵皱，细支根及须根均已除去，而仅留痕迹。质脆，体轻，断面平坦，白色，有放射状裂隙。气香，味苦。有完整的根茎及须根者，称"全须生晒参"。

白人参：性状同糖参，形体较好，和野山参相似，但多为顺直体，根茎较红参长，须根分散，短而脆。

白干参：主根表皮均已除去，体表淡黄色或类白色，上端横纹不明显，但可见浅纵皱及支根痕。其他性状与生晒参近似。

红参:主根长 5～20 厘米,直径 0.7～2.0 厘米。表面棕红色,半透明,有大纵皱,环纹不明显,有支根痕。根茎土黄色,上有碗状茎痕 4～6 个。质硬而脆,断面平坦,角质,棕红色,中有浅色圆心。气香,味微苦。

掐皮参:主根长 6～15 厘米,直径 1.2～2.5 厘米,表面淡黄色,上端环纹不明显,但可见许多加工所致的凹点。支根浅棕色,支根与须根用线扎成牛尾状。断面白色。气香,味甘微苦。

野山参:又名山参。主根短粗,与根茎等长或较短,多具 2 个主要支根,形似人体。上端有细而深的横环纹。根茎细长,一般长 3～9 厘米,上部扭曲,习称“雁脖芦”;芦碗密集,下部无芦碗而较光滑,俗称“圆芦”。须根稀疏,长为主根的 1～2 倍,柔韧不易折断,有明显的疣状突起(珍珠点)。全体呈淡黄白色,皮细、光润。气香浓厚,味甘微苦。根状茎上部四面密生芦碗,根状茎下部具有较长园芦。主根上端有细而深的密螺旋纹。中部及下部一般无纹。须根稀疏而长,不易折断。其上有明显疣状突起。

园参:根状茎一面或两面生芦碗,无园芦。主根上端有粗横纹,不呈螺旋状,有时全体皆可见横纹。须根如扫帚状,较短而脆,其上有不很明显的疣状突起。

朝鲜红参:加工法与国产红参相同。体较足壮,上生双马蹄芦与肩齐,单芦者名“独碗芦”;中部皆深陷,边缘甚整齐,质坚硬。主根长 6～10 厘米,直径 1～2 厘米。表面红棕色,有顺纹,上部或显黄衣,全体显纵棱。支根多弯曲交叉。质坚体重。断面角质发亮,有菊花纹。香气浓厚,味甘微苦。

【药用价值】

人参含多种人参皂苷、挥发油、氨基酸、微量元素及有机酸、糖类、维生素等成分。

性味归经:甘,微苦,微温。归脾、肺、心、肾经。

功能主治:大补元气,复脉固脱,补脾益肺,生津,安神。用于治疗体虚欲脱,肢冷脉微,脾虚食少,肺虚喘咳,津伤口渴,内热消渴,久病虚羸,惊悸失眠,阳痿宫冷;心力衰竭,心源性休克。

用法用量:煎服,3～19克;挽救虚脱者可用15～30克。宜文火另煎分次兑服。野山参研末吞服,每次2克,日服2次。

注意:不宜与藜芦同用。儿童、孕妇亦应忌服人参。

【食疗方法】

1.人参红枣汤

[**原料**]红枣20枚,人参9克。

[**制法**]将红枣去核,洗净;人参洗净,切成薄片,待用。锅置火上,加适量清水,用旺火煮沸,放入红枣、人参片,锅加盖煮2小时即成。

[**功效**]大补元气,生津止渴,调营养胃。

2.人参鹿肉汤

[**原料**]人参5克,黄芪5克,芡实米5克,枸杞子5克,白术3克,茯苓3克,熟地黄3克,肉苁蓉3克,白芍3克,益智仁3克,仙茅3克,泽泻3克,酸枣仁3克,山药(干)3克,远志3克,当归3克,牛膝3克,淫羊藿3克,鹿肉250克,鹿骨250克,葱、姜适量,调味料若干。

[**制法**]将鹿肉除去筋膜,洗净,入沸水泡一会儿,捞出切成小块,骨头拍破。将上述中药用袋装好,扎紧口。将鹿肉、鹿骨放入锅内,再放入药袋,加水适量,放入葱(切段)、生姜(切片)、胡椒粉、食盐,置武火上烧沸,撇去泡沫,改用文火煨炖2～3小时,待鹿肉熟烂即成。

[**功效**]填精补肾,大补元阳。

【临床应用】

1.治营卫气虚,脏腑怯弱,心腹胀满,全不思食,肠鸣泄泻,呕吐逆 人参(去芦)、白术、茯苓(去皮)、甘草(炙)各等份,共研为细末,每服10克,水一盏煎至七分,口服不拘时;入盐少许,白汤点亦得。常服可温和脾胃,进益饮食,辟寒邪瘴雾气(《太平惠民和剂局方》四君子汤)。

2.治阳虚气喘,自汗盗汗,气短头运　人参 15 克,熟附子 50 克。分为四帖,每帖以生姜十片,流水二盏煎一盏,食远温服(《济生方》)。

3.治糖尿病气阴两伤,体倦乏力者　可用人参浸膏,每次 5 毫升,每日 2 次。

4.治脾虚食少、倦怠无力、腹泻　人参 10 克,白术 10 克,茯苓 8 克,甘草 3 克,生姜 3 片,大枣 1 枚。共水煎服,对重病久病后的体力恢复卓有成效。

5.治吐血下血,因七情所感,酒色内伤,气血妄行,口鼻俱出,心肺脉散,血如涌泉　人参(焙)、侧柏叶(蒸焙)、荆芥穗(烧存性)各 25 克,研为末,用 10 克,入飞罗面 10 克,以新汲水(刚打的井水)调如稀糊服,少顷再啜(《中藏经》)。

6.治下痢噤口　人参、莲肉各 15 克,以井华水二盏煎一盏,细细呷之;或加姜汁炒黄连 15 克(《经验良方》)。

7.治胸痹心中痞气,气结在胸,胸满,胁下逆抢心　人参、甘草、干姜、白术各 150 克,上四味以水八升煮取三升,温服一升,日三服(《金匮要略》人参汤)。

8.治霍乱、心烦躁　桂心 1 克(末),人参 25 克(去芦头),上药以水一大盏煎至七分,去滓,分温二服(《圣惠方》)。

9.治虚疟发热　人参 11 克,雄黄 25 克,研为末,用粽尖捣丸,梧子大;发日清晨,井华水吞下七丸,发前再服;忌诸般热物(《丹溪纂要》)。

【古籍记载】

1.《神农本草经》:"主补五脏,安精神,止惊悸,除邪气,明目,开心益智。"

2.《名医别录》:"疗肠胃中冷,心腹鼓痛,胸胁逆满,霍乱吐逆,调中,止消渴,通血脉,破坚积,令人不忘。"

3.《药性论》:"主五脏气不足,五劳七伤,虚损瘦弱,吐逆不下食,止霍乱烦闷呕哕,补五脏六腑,保中守神。""消胸中痰,主肺痿吐脓及痫疾,冷气逆上,伤寒不下食,患人虚而多梦纷纭,加而用之。"

4.《日华子本草》:"调中治气,消食开胃。"

5.《珍珠囊》:"养血,补胃气,泻心火。"

6.《医学启源》:"治脾胃阳气不足及肺气促,短气、少气,补中缓中,泻肺脾胃中火邪。"

7.《主治秘要》:"补元气,止泻,生津液。"

【民间传说】

话说,在深秋的一天,有两兄弟要进山去打猎。好心的老人劝他们说,马上就要下雪,别进山啦!万一碰上封山,你们就下不了山啊!可他俩凭着自己年轻力壮,硬是不听老人劝,带了弓箭刀叉,进山打猎了。

进山后,兄弟俩果然打了不少野物。正当他们继续追捕猎物时,天开始下雪,接着很快就大雪封山。两人没法,只好躲进一个山洞。平时他们除了在山洞里烧吃野物,还到洞旁边挖些野生植物来充饥,改善口味。他们发觉有一种外形很像人形的东西味道很甜,便挖了许多,用它们当水果吃。不久,他们发觉,这种东西虽然吃了浑身长劲儿,但是多吃会出鼻血。为此,他们每天只吃一点点,不敢多吃。有时天气放晴,他们就踏着厚厚的积雪,到附近打些野物。转眼间冬去春来,冰雪消融,兄弟俩扛着许多猎物,高高兴兴地回家了。

村里的人见他们还活着,而且长得又白又胖,感到很奇怪,就问他们在山里吃了些什么。他们简单地介绍了自己的经历,并把带回来的几块植物根块给大家看。村民们一看,这东西很像人,却不知道它叫什么名字,有个德高望重的白须长者笑着说:"它长得像人,你们两兄弟又亏它相助才得以生还,就叫它'人生'吧!"

后来,人们又把"人生"改叫"人参"了。

【分析点评】

人参是众所周知的名贵滋补药品。但是,人参虽补,多吃也会中毒。因为人参虽然药性平和,有益气健脾等功效;长期过量服用,则会引起胃脘、腹部胀满、食欲减退。临床观察证明,一些病人在长期服用人参之后,经常出现失眠、易激动、咽喉刺痒甚至血压增高等中枢神经兴奋现象,有的还发生皮疹、清晨腹泻等现象。国外有关资料报道,成人一次服用3‰人参酊200毫升后,可出现全身玫瑰疹、瘙痒、眩晕、头痛、体温上升和出血;如服用500毫升,可导致死亡。

肉 豆 蔻

【基本情况】

肉豆蔻为肉豆蔻科植物肉豆蔻的干燥种仁。常绿乔木植物,小乔木,幼枝细长。总梗粗壮,着花1～2朵;花长6毫米,直径约4毫米;花被裂片三,外面密被微绒毛;花梗长于雌花;小苞片着生在花被基部,脱落后残存通常为环形的瘢痕。种仁卵圆形或椭圆形,长2.0～3.5厘米,宽1.5～2.5厘米。表面灰棕色至暗棕色,有网状沟纹,常被有白色石灰粉;宽端有浅色圆形隆起(种脐的部位)。狭端有暗色下陷处(合点的部位),两端间有明显的纵沟(种脊的部位)。质坚硬,难破碎,碎断面可见棕黄或暗棕色外胚乳向内伸入,与类白色的内胚乳交错,形成大理石样纹理。纵切时可见宽端有小腔隙,内藏小型干缩的胚,子叶卷曲。主产于马来西亚、印度尼西亚;我国广东、广西、云南亦有栽培。

【性状鉴定】

真品肉豆蔻:本品呈卵圆形或椭圆形,长2～3厘米,直径1.5～2.5厘米,表面灰棕色或灰黄色。有时外被白粉。全体有浅色纵沟纹及不规则网纹。原种脐部位于宽端,呈浅色圆形突起。合点部位呈凹陷。质坚硬,断面显暗棕色与类白色相杂的大理石样花纹,纵切面宽端可见干燥皱缩的胚,富油性。气香浓烈,味辛。

伪品肉豆蔻:本品呈长椭圆形,长3～4厘米,直径1.5～2.5厘米,表面灰褐色,全体有浅色纵沟纹及不规则网纹。原种脐部位于宽端,呈浅色圆形突起。合点部位呈略凹陷,种脊部位呈纵沟状,连接两端。质坚硬,断面呈棕黄色与类白色相杂的大理石样花纹,纵切面宽端可见干燥皱缩的胚,富油性。气香浓烈,味辛。

【药用价值】

肉豆蔻具有温中涩肠、行气消食的功能,肉豆蔻油除有芳香性外,尚具有显著的麻醉性能。本品含挥发油 2%～9%,包括 d-莰烯及 α-蒎烯等。其脂肪中,肉豆蔻酸含量达 70%～80%,并含有毒物质肉豆蔻醚。

性味归经: 辛,温。归脾、胃、大肠经。

功能主治: 温中涩肠,行气消食。主虚泻,冷痢,脘腹胀痛,食少呕吐,宿食不消。

用法用量: 内服,煎汤,1.5～6.0 克;或入丸、散。

注意: 大肠素有火热及中暑热泄暴注,肠风下血,胃火齿痛及湿热积滞方盛,滞下初起,皆不宜服。

【食疗方法】

1. 肉豆蔻粳米粥

[**原料**]生姜、肉豆蔻各 6 克,粳米适量。

[**制法**]先将生姜、肉豆蔻捣烂,备用。锅中加入适量清水,放入粳米煮粥,粥快煮开时,加入捣好的两味药材,煮成粥即可。

[**功效**]理气和胃,散寒止痛。

2. 豆蔻饼

[**原料**]肉豆蔻 30 克,面粉 100 克,生姜 120 克,红糖 100 克。

[**制法**]肉豆蔻去壳,研为细末;生姜去皮洗净,捣烂加少许水,绞生姜取汁 250 克;最后,将面粉、肉豆蔻粉、红糖,一同用生姜水做成小饼约 30 块,然后放入平底锅内,烙熟即可。

[**功效**]温中健脾,消食止泻。

3. 肉豆蔻陈皮烧鲫鱼

[原料]鲫鱼 400 克，肉豆蔻 6 克，陈皮 6 克，延胡索 6 克，姜 10 克，大葱 5 克，酱油 5 克，料酒 5 克，盐 3 克，白糖 5 克，猪油（炼制）15 克，淀粉（豌豆）5 克，味精 2 克。

[制法]鲫鱼去鳞、鳃、内脏后洗净，再入沸水锅中略焯，以去腥味，捞出。将葱白、生姜洗净，葱切段，姜切片。将肉豆蔻、延胡索、陈皮放入鱼腹。锅烧热，倒入鸡清汤，加入葱、姜、盐、鲫鱼、酱油、料酒、白糖、猪油煮沸，用小火煮出香味时，加入味精，用湿淀粉勾薄芡即成。

[功效]行气化瘀，止痛。

【临床应用】

1. 治水湿胀如鼓，不食者，病可下　肉豆蔻、槟榔、轻粉各一分，黑牵牛一两半（取头末）。上为末，面糊为丸，如绿豆大。每服十至二十丸，煎连翘汤下，食后，日三服（《宣明论方》肉豆蔻丸）。

2. 治脾虚泄泻、肠鸣不食　肉豆蔻一枚，剜小窍子，入乳香三小块在内，以面裹煨，面熟为度，去面，碾为细末。每服一钱，米饮送下，小儿半钱（《杨氏家藏方》肉豆蔻散）。

3. 治脾肾虚弱，大便不实，饮食不思　肉豆蔻、补骨脂、五味子、吴茱萸各为末，生姜四两，红枣五十枚。用水一碗，煮姜、枣，去姜，水干，取枣肉丸桐子大。每服五十丸，空心食前服（《内科摘要》四神丸）。

4. 治脾泄气痢　豆蔻二颗，米醋调面裹之，置灰中煨令黄焦，和面碾末，更以炒党子末一两，相和。又焦炒陈廪米为末，每用二钱七，煎饮调前二物三钱，旦暮各一（《续传信方》）。

5. 治水泻无度、肠鸣腹痛　肉豆蔻（去壳，为末）一两，生姜汁二合，白面二两。上三味，将姜汁和面做饼子，裹肉豆蔻末煨令黄熟，研为细散。每服二钱匕，空心米饮调下，日午再服（《圣济总录》肉豆蔻散）。

6.治霍乱呕吐不止　肉豆蔻（去壳）一两,人参（去芦头）一两,厚朴（去粗皮,涂生姜汁,炙令香熟）一两。上药捣,粗罗为散。每服三钱,以水一大盏,入生姜半分,粟米二撮,煎至五分,去滓,不计时候温服（《太平圣惠方》）。

【古籍记载】

1.《药性论》:"能主小儿吐逆不下乳,腹痛;治宿食不消,痰饮。"

2.《海药本草》:"主心腹虫痛,脾胃虚冷气并,冷热虚泄,赤白痢等。凡痢以白粥饮服佳;霍乱气并,以生姜汤服良。"

3.《日华子本草》:"调中,下气,止泻痢,开胃,消食。皮外络,下气,解酒毒,治霍乱。"

4.《开宝本草》:"温中,治积冷心腹胀痛,霍乱中恶,呕沫,冷气,消食止泄,小儿乳霍。"

5.《本草纲目》:"暖脾胃,固大肠。"

【民间传说】

肉豆蔻原产于印尼的班达岛,后者是由六个小岛所组成的群岛,因还盛产丁香、肉桂等香料,又被称为"香料群岛"。

公元前1世纪,肉豆蔻即是伊朗帕提亚帝国最受宠的香料之一。阿拉伯商人最早把肉豆蔻带到了欧洲。狡猾的阿拉伯商人为了抬高价格隐瞒肉豆蔻产地,只是说来自神秘的东方。肉豆蔻中所含的肉豆蔻醚有令人兴奋和致幻作用,从古罗马时代开始就一直把这充满异国情调的香料当成催情剂,因此被称为"令人心醉的果子"。罗马人还将肉豆蔻磨碎后制成香粉用于熏香或在大型仪式上用点燃的方式以示隆重。中世纪时,肉豆蔻仍是充满诱惑和令人垂涎的奢侈品。而它可预防黑死病和抵御瘟疫的医疗用途,更使它的价格飞涨。巨额的利润必会引来了贪婪与邪恶。肉豆蔻在公元3世纪,经由爪哇运抵中国。作为药物始载于宋朝

《开宝本草》："生胡国，胡名迦拘勒。"关于它的中文命名，宋代药物学家寇宗奭认为："肉豆蔻对草豆蔻为名，去壳只用肉。"李时珍曰："花实皆似豆蔻而无核，故名。"如今，在我国云南、广东、海南及台湾有出产。

【分析点评】

肉豆蔻所含挥发油，少量能促进胃液的分泌及胃肠蠕动，而有开胃和促进食欲，消胀止痛的功效；但大量服用则有抑制作用，且有较显著的麻醉作用；挥发油中的萜类成分对细菌和霉菌均有抑制作用。

肉　桂

【基本情况】

肉桂为樟科植物肉桂的干燥树皮。一年生枝条,圆柱形,黑褐色,有纵向细条纹,略被短柔毛。顶芽小,长约 3 毫米,芽鳞宽卵形,先端渐尖,密被灰黄色短绒毛。叶互生或近对生,长椭圆形至近披针形,长 8～16(34)厘米,宽 4.0～5.5(9.5)厘米,先端稍急尖,基部急尖。叶柄粗壮,长 1.2～2.0 厘米,腹面平坦或下部略具槽,被黄色短绒毛。花白色,长约 4.5 毫米;花梗长 3～6 毫米,被黄褐色短绒毛。果椭圆形,长约 1 厘米,宽 7～8(9)毫米,成熟时黑紫色,无毛;果托浅杯状,长 4 毫米,顶端宽达 7 毫米,边缘截平或略具齿裂。花期 6～8 月,果期 10～12 月。生于常绿阔叶林中,但多为栽培。肉桂性喜温暖湿润、阳光充足的环境,喜光又耐阴,喜暖热、无霜雪、多雾高温之地,不耐干旱、积水、严寒和空气干燥。分布于我国西南各省。

【性状鉴定】

真品肉桂:外观呈槽状或卷筒状,长 30～40 厘米,厚 0.2～0.8 厘米;外表面有横向突起皮孔,用利器划之有明显的油痕,油性较大;折断后,断面呈颗粒状,内外两层皮之间有一条黄棕色的线纹;嗅之香气浓烈,用口尝之则味甜微辣。

伪品桂皮:为樟科植物天竺桂、阴香、细叶香桂等的树皮,和肉桂外形相似,但较薄,一般厚度在 2 毫米以下,质地硬,不油润;指甲刻划无油痕,断面淡棕色,无明显线纹;亦有香气,但较肉桂为淡,无辣味。

【药用价值】

肉桂主要含挥发油桂皮醛等成分。肉桂含挥发油$1\%\sim2\%$,其中主要是桂皮醛,占$75\%\sim90\%$;以及桂皮酸、少量乙酸桂皮酯、乙酸苯丙酯。肉桂锌含量较高,并含有鞣质等成分。肉桂能补火助阳,引火归元,散寒止痛,活血通经。

性味归经:辛,甘,大热。归肾、心、脾、肝经。

功能主治:补元阳,暖脾胃,除积冷,通血脉。治命门火衰,肢冷脉微,亡阳虚脱,腹痛泄泻,寒疝奔豚,腰膝冷痛,经闭癥瘕,阴疽,流注,以及虚阳浮越,上热下寒。

用法用量:煎汤,$2\sim5$克,不宜久煎;研末,$0.5\sim1.5$克;或入丸剂。外用,适量,研末,调敷;浸酒,涂擦。

注意:有出血倾向者及孕妇慎用,不宜与赤石脂同用。

【食疗方法】

1.羊肉肉桂汤

[原料]肉桂皮6克,羊肉500克,调味料若干。

[制法]将6克桂皮放在500克的羊肉中,炖熟调味服食。

[功效]温中健胃,暖腰膝,治腹冷、气胀。

2.肉桂红糖茶

[原料]肉桂皮$3\sim6$克,红糖12克。

[制法]水煎去渣,分2次温服。

[功效]通经止痛。

【临床应用】

1.治肾气虚乏,下元惫冷,脐腹疼痛,夜多旋溺,脚膝缓弱,肢体倦息,面色黧黑,不思饮食;脚气上冲,少腹不仁;虚劳不足,渴欲饮水,腰重疼痛,少腹拘急,小便不利;男子消渴,小便反多;妇人转胞,小便不通等证 牡丹皮、白茯苓、泽泻各三两,熟干地黄八两,山茱萸、山药各四两,附子(炮,去皮、脐)、肉桂(去粗皮)各二两。上为末,炼蜜丸如梧子大。每服十五至二十五丸,温酒下。空心食前,日二服(《太平惠民和剂局方》八味丸,即《金匮要略》肾气丸)。

2.治元阳不足,命门火衰,脾胃虚寒,饮食少进,或呕恶膨胀;或翻胃噎膈,或怯寒畏冷,或脐腹多痛,或大便不实,泻痢频作,或小溲自遗,虚淋寒疝,或寒侵溪谷而肢节痹痛,或寒在下焦而水邪浮肿,及真阳不足之神疲气怯,心跳不宁,四体不收,阳衰无子等证 大怀熟地八两,山药(炒)四两,山茱萸(微炒)三两,枸杞(微炒)四两,鹿角胶(炒珠)四两,菟丝子(制)四两,杜仲(姜汤炒)四两,当归三两(便溏勿用),肉桂二两(渐可加至四两),制附子二两(渐可加至五六两)。上药先将熟地蒸烂杵膏,加炼蜜丸如弹子大,每嚼服二三丸,以滚白汤送下(《景岳全书》右归丸)。

3.治冒暑伏热,引饮过多,脾胃受湿,水谷不分,清浊相干,阴阳气逆,霍乱呕吐,脏腑不调 甘草(锉,长寸)三十斤,干姜(炮炒)四斤,杏仁(去皮、尖,砂炒)四斤四两,肉桂(去粗皮,炙)四斤。上先将甘草用白砂炒及八分黄熟,次入干姜同炒,令姜裂,次入杏仁又同炒,候杏仁不作声为度,用筛隔净,后入桂一处捣罗为散。每服二钱,煎至七分,去滓温服。如烦躁,井华水调下,不计时候,以沸汤点服亦得(《太平惠民和剂局方》大脚散。按:干姜、杏仁制法、药量原缺,据《普济方》三宜汤补)。

4.治冷气攻心腹痛,多呕,不欲饮食 桂心一两,高良姜一两,当归一两,草豆蔻一两半,厚朴二两,人参一两。上诸药,捣筛为散,每服三钱,以水一中盏,煎至六分,去滓,不计时候,稍热服(《太平圣惠方》桂心散)。

5.治久寒积冷,心腹疞痛,胁肋胀满,泄泻肠鸣,自利自汗,米

谷不化　荜茇、肉桂各四斤，干姜（炮）、高良姜各六斤。上为细末，水煮面糊为丸，如梧桐子大。每服二十粒，米饮汤下，食前服之（《太平惠民和剂局方》大已寒丸）。

【古籍记载】

1.《神农本草经》："主上气咳逆，结气喉痹吐吸，利关节，补中益气。"

2.《名医别录》："主心痛，胁风，胁痛，温筋，通脉，止烦、出汗。主温中，利肝肺气，心腹寒热、冷疾，霍乱转筋，头痛，腰痛，止唾，咳嗽，鼻齆；能堕胎，坚骨节，通血脉，理疏不足；宣导百药，无所畏。"

3.《药性论》："主治九种心痛，杀三虫，主破血，通利月闭，治软脚、痹、不仁，胞衣不下，除咳逆，结气、拥痹，止腹内冷气，痛不可忍，主下痢，鼻息肉。杀草木毒。"

4.《日华子本草》："治一切风气，补五劳七伤，通九窍，利关节，益精，明目，暖腰膝，破痃癖癥瘕，消瘀血，治风痹骨节挛缩，续筋骨，生肌肉。"

5.《珍珠囊》："去卫中风邪，秋冬下部腹痛。"

【民间传说】

相传古代四大美女之一的西施，抚琴吟唱自编的《梧叶落》时，忽感咽喉疼痛，遂用大量清热泻火之药，症状得以缓和，但药停即发。后另请一名医，见其四肢不温，小便清长，六脉沉细，乃开肉桂一斤。药店老板对西施之病略有所知，看罢处方，不禁冷笑："喉间肿痛溃烂，乃大热之症，岂能食辛温之肉桂？"便不予捡药，侍人只得空手而归。

西施道："此人医术高明，当无戏言。眼下别无他法，先用少量试之。"西施先嚼一小块肉桂，感觉香甜可口，嚼完半斤，疼痛消失，进食无碍，大喜。药店老板闻讯，专程求教名医。名医答曰：

"西施之患,乃虚寒阴火之喉疾,非用引火归元之法不能治也。"肉桂用于治喉间痈疮,属特殊情况。

【分析点评】

肉桂药用历史悠久,药用成分既丰富又均衡,能治疗多种疾病,在临床上多用于平素畏寒怕冷、四肢手脚发凉、胃寒冷痛、食欲缺乏、呕吐清水、腹部隐痛喜暖、肠鸣泄泻者;妇女产后腹痛、月经期间小腹发凉冷痛以及寒性闭经者;腰膝冷痛,风寒湿性关节炎者;外科阴疽流注、慢性溃疡久不收口者。

山　奈

【基本情况】

　　山奈为姜科植物山奈的干燥根茎。为多年生草本,根状茎块状,单生或丛生,淡绿色,芳香;根从根状茎上生出,粗壮,多数。叶通常 2 枚,相对而生,几乎无柄,平卧地上,水平开展,质薄,圆形或宽卵形。8～9 月开花,穗状花从两叶间生出,有花 4～12 朵,白色,晨开午凋,芳香,花管筒细长。果实为朔果。山奈喜温暖、湿润、向阳的环境,怕干旱,不耐寒。生长于热带、南亚热带平原或低山丘陵。多栽培于阳光充足、排灌方便的砂质土中,产于台湾、广东、广西、云南等地,主产地为广西。

【性状鉴别】

　　真品山奈:山奈根茎横切片呈圆形或近圆形,直径 1～2 厘米,外皮浅褐色或黄褐色,皱缩,有的有根痕及残存须根;切面类白色,富粉性,有的可见皮层环纹,中柱常略鼓突,习称"皱皮凸肉"。质坚脆易折断,气芳香,味辛辣。

　　伪品苦山奈:为类圆形的切片,直径 1～2 厘米;边缘外皮棕褐色,稍皱缩,有的有根痕及残存须根;切面浅棕黄色,略粉性,中部略凸起;质脆,易折断,气微,味苦。

【药用价值】

　　山奈根状茎含挥发油,主要成分为龙脑、桉油精、莰烯、对甲氧基桂皮酸和桂皮酸。此外,尚含黄酮类、香豆精类及淀粉等成分,有行气温中、消食、止痛之效。用于治疗胸膈胀满,脘腹冷痛,饮食不消。

性味归经:辛,温。归胃经。

功能主治:行气温中,消食,止痛。用于胸膈胀满,脘腹冷痛,饮食不消。

用法用量:煎汤,6~9克,或入丸散。外用,适量,捣敷;研末调敷,或搐鼻。

注意:阴虚血亏及胃有郁火者禁服。

【食疗方法】

山奈鸡

[**原料**]三黄鸡1只,山奈50克,大葱1根,香葱3根,生抽20毫升,老抽20毫升,油30毫升,盐5克。

[**制法**]将三黄鸡蒸熟切成小件,码入盘中,将香葱段、大葱丝、山奈碎放在切好的鸡身上面;然后油烧至130~150摄氏度,淋于鸡上,把多出的油倒出不用;然后把生抽及老抽以1:1的比例混合在一起,加入适量盐,淋在鸡身上便完成了。

[**功效**]温中散寒,理气止痛。

【临床应用】

1.治心腹冷痛 山奈、丁香、当归、甘草等份。为末,醋糊丸,梧子大。每服三十丸,酒下(《濒湖集简方》)。

2.治牙痛 山奈子二钱(用面裹煨热),麝香半钱。为细末,每用三字,口噙温水,随牙痛处一边鼻内搐之,漱水吐去,便可(《海上方》麝香一字散)。

3.治风虫牙痛 肥皂一个,去穰,内入三赖、甘松各三份,花椒、盐不拘多少,以塞肥皂满为度,用面包,炼红,取研为末,每日擦牙(《摄生众妙方》)。

【古籍记载】

1.《本草正义》:"山奈,李氏《纲目》称其辛温,谓暖中,辟瘴疠恶气,治心腹冷气痛,寒湿霍乱。盖味辛温而气芳香,辟寒行气,因亦与砂仁、蔻仁诸物相近,故治疗亦约略似之。又谓治风虫牙痛,则亦专行阳明,可作引经药,用与甘松同,必非辛温之物,可以独治阳明风火。"

2.《品汇精要》:"辟秽气,为末擦牙,祛风止痛及牙宣口臭。"

3.《本草纲目》:"暖中,辟瘴疠恶气。治心腹冷气痛,寒湿霍乱,风虫牙痛。"

4.《本草汇言》:"治停食不化,一切寒中诸证。"

5.《岭南采药录》:"治跌打伤,又能消肿。治骨哽,以之和赤芍、威灵仙等分,水煎服。"

【民间传说】

传说当年广东化州及邻县瘟疫流行,爱吃山奈的人得以免染疫病。村里的中医翻看《本草纲目》,上面果然说山奈"暖中,辟瘴疠恶气,治心腹冷痛,寒湿霍乱"。因此,广东人后来都爱上了山奈的这一股香辣之味,并且用之入菜。山奈食用时分为两部分,一是食用山奈的地下根茎,在本地名肴"白切鸡"中最能体现,无论是酒楼饭庄还是普通居民家庭,凡是做白切鸡时除了有各种不同秘方的生抽料,必定要配以山奈,才能够香而不腻,风味十足;二是食用山奈叶,有一道"沙姜叶蒸田鸡",沙姜叶中自有的一股清香,使此菜增香不少。

【分析点评】

山奈形似生姜,是药也是香料,对于喜欢烹饪的人来说可能会比较熟悉,是非常好的食物调味料。山奈可以用做各种菜肴的调味料,无论是牛肉、猪肉还是鸡肉等,都可以和山奈一起食用,而且味道更好;它还可以用来制作卤汁。山奈虽然味道比较辛辣,但是属于性温的,是止痛的良药,可以起到温中散寒、开胃消食以及理气止痛的作用,可用于如牙痛、胃寒疼痛、心腹冷痛、跌打损伤等。

山　药

【基本情况】

山药为薯蓣科植物薯蓣的干燥根茎,多年生草本植物。本品略呈圆柱形,弯曲而稍扁,长 15～30 厘米,直径 1.5～6.0 厘米。表面黄白色或淡黄色,有纵沟、纵皱纹及须根痕,偶有浅棕色外皮残留。体重,质坚实,不易折断,断面白色,粉性。无臭,味淡、微酸,嚼之发黏。山药为深根性植物,要求深厚、排水良好、疏松肥沃的砂质壤土,土壤酸碱度以中性为最好,原产山西平遥、介休,主产于河南省北部,广泛分布于我国华北、西北及长江流域的各省区。

【鉴别方法】

真品山药:表面黄白色或淡黄色,有纵沟、纵皱纹及须根痕,偶有浅棕色外皮残留。体重、质坚实,不易折断,断面白色粉性,有细小点状突起。气微、味淡、微酸,嚼之发黏。

伪品山药:呈不规则圆柱形或圆锥形,残留栓皮较厚,黄褐色或红褐色,木质斑块鲜土黄色(为石细胞),较易剥落。质坚实,断面淡黄白色,粉性,有少数淡棕色点状物。无臭,味甘,微酸,嚼之发黏。

【药用价值】

鲜山药富含多种维生素、氨基酸和矿物质,可以防治人体脂质代谢异常、动脉硬化,对维护胰岛正常功能也有一定作用,有增强人体免疫力、益心安神、宁咳定喘、延缓衰老等保健作用。山药中的铜离子对人体发育有极大帮助,对血管系统疾病有明显疗效;山药中的钙对伤筋损骨、骨质疏松、牙齿脱落有极高的疗效,对冻疮、糖尿病、肝炎、小儿泻泄、遗尿症、婴儿消化不良、溃疡性口腔炎、肺结核、妇女月经带下等患者也有很好的疗效,久用可耳聪目明,延年益寿。

性味归经:甘,平。归肺、脾、肾经。

功能主治:健脾补肺,益胃补肾,固肾益精,聪耳明目,助五脏,强筋骨,长志安神,延年益寿。主治脾胃虚弱,倦怠无力,食欲缺乏,久泄久痢,肺气虚燥,痰喘咳嗽、肾气亏耗等病症。

用法用量:一般用量 10～30 克,大剂量可用至 60～120 克;研末吞服,每次 6～10 克;外用鲜品适量捣敷。补阴生津宜生用,健脾止泻、补气宜炒黄用。

注意:本品养阴而兼涩性,能助湿,故湿盛中满或有积滞者不宜单独使用。实热邪实者忌用。

【食疗方法】

1.炒扁豆山药粥

[**原料**]白扁豆 60 克,怀山药 60 克,粳米 45 克。

[**制法**]白扁豆炒后三物煮粥。

[**功效**]健脾止泄。

2.珠王二宝粥

[**原料**]生山药 60 克,生薏苡仁 60 克,柿霜 24 克。

[**制法**]先将山药、薏苡仁捣末,煮至熟,再调入柿霜,随意食用。

[**功效**]健脾养肺。

3.山药汤

[**原料**]山药、黄芪、熟地各 15 克,远志 12 克,石菖蒲 10 克。

[**制法**]将诸药烘干,研为细粉,炼蜜为丸,每次 8 克,早晚空

腹各服 1 次,温开水送下。

[**功效**]补气养阴,宁神益智。

【临床应用】

1.治脾胃虚弱,食少,久泻久痢;肺肾亏虚,干咳少痰,潮热盗汗　山药 50 克(鲜品 100 克),粳米 100 克。将山药和粳米淘洗干净,加清水,先以武火煮沸,继以文火煎煮 20～30 分钟,以米熟为度。早、晚趁热食用。

2.治脾气虚弱,久泻久痢,乏力倦怠;或肾气不固所致的遗精,带下,小便频数　山药粉 1 500 克,面粉 300 克,鸡蛋 500 克,豆粉 200 克,猪油、葱、生姜、味精、盐适量。将面粉、山药粉和豆粉放在盆中,将鸡蛋调匀,倒入瓷盆中。加适量的水和盐,揉成面团,擀成薄面片,切成面条。在锅内加水,并放入适量的葱、生姜。煮沸,将面条下锅,煮熟为度,可根据口味,酌加调味品,做正餐用。

3.治再生障碍性贫血　山药 30 克,大枣 10 个,紫荆皮 9 克。水煎服。每日 1 剂,分 3 次服。

4.治癫痫　山药 2 克,青黛 0.3 克,硼砂 1 克。共研细粉。每服 3 克,每日 3 次。

5.治淋巴结核　鲜山药(去皮)为段,蓖麻子(去壳)2～3 粒。同捣烂,细研和匀。贴于患处,每日换 2 次。

6.治先兆流产、习惯性流产　鲜山药 60～90 克,杜仲(或续断)(布包)6 克,芒麻根(布包)15 克,糯米适量。共煮成粥服用。

7.治胃气上逆,呕吐不上,诸药不能下　生山药(轧细)30 克,清半夏 30 克。将半夏温水洗净,煎取汤 3 杯,去渣,调入山药粉,再煎二三沸即可。用白糖调味,空腹食用。

8.治血虚眩晕,头痛神衰,腰腿酸软　猪脑 1 具,怀山药 30 克,枸杞子 9 克,加适量水,放砂锅内炖熟,连续或隔日食用。

【古籍记载】

1.《本草纲目》:"山药能润皮毛""健脾补益、滋精固肾、治诸百病,疗五劳七伤。"

2.《金匮要略·血痹虚劳病脉证治篇》:"虚劳诸不足,风气百疾,薯蓣丸主之。"

3.《滇南本草》:"清热,解诸疮,痈疽发背,丹流瘰疬。"

4.《生草药性备要》:"能消痈疽疔毒,止痢疾,洗痔疮,去皮肤血热。"

5.《本草备要》:"养血止渴,治疥癣。"

【民间传说】

相传在古代南方一个乡村里,有一对年轻的夫妇非常不孝,媳妇总盼着体弱的婆婆早点亡故。于是,每天总给婆婆吃以最简单的饭,即只给一碗稀粥,而且不给菜。经过一段时间后,婆婆便周身无力、卧床不起。

这事让乡里的一位林姓的老中医知道了,于是决定将计就计。有一天,林姓的老中医把这对夫妇叫来,送给他们一种药粉,说你们把这个药粉和在粥里边给你的婆婆吃,保管达到你们愿望,百日后就会死。这小两口喜上眉梢即速把这药粉拿回去,每天照着林老中医的吩咐去做。没想到的是,10天后婆婆就能够下床活动,100天后婆婆身体养得白白胖胖结结实实的。

婆婆在村里边,逢人就夸儿媳妇好啊。这对夫妇此时方知林老中医的良苦用心,想起以前所作所为,真是羞愧难当。林老中医因势利导,告诉他们那个药粉就是山药磨成的粉。经过这番调教,这一对不孝夫妇变成了一对孝顺的夫妻。

这一味"山药"救了一家三口,从此山药的故事成为一段佳话流传至今。

【分析点评】

山药中含有淀粉酶、多酚氧化酶等多种营养物质，这些物质具有增强胃肠道消化吸收功能的作用。《本草纲目》将山药的功效概括为五点，即"益肾气，健脾胃，止泻痢，化痰涎，润皮"。

山　楂

【基本情况】

山楂为蔷薇科植物山里红或山楂的干燥成熟果实。果实近球形或梨形,直径 1.0～1.5 厘米,深红色,具皱纹,有浅色斑点;中部横切片具 5 粒浅黄色果核,但核多脱落而中空。外面稍具稜,内面两侧平滑;萼片脱落很迟,有的片上可见短而细的果梗或花萼残迹。果肉深黄色至浅棕色。气微清香,味酸、微甜。果可生吃或制作果脯果糕,干制后可入药,是我国特有的药食兼用果树种。

【性状鉴定】

真品山楂:果实近球形,直径 1.0～2.5 厘米,表面鲜红色至紫红色,有光泽,满布灰白色斑点,顶端有宿存花萼,基部有果柄残痕。商品多为圆形横切片,皱缩不平,厚 2～8 毫米。果肉晒后呈深黄色至浅棕色,切面可见浅黄色果核 3～5 粒,有的已脱落,质坚硬,气微清香,味酸微甜。

伪品红果:是一种蔷薇科的落叶小乔木,属于果树的一种,同样也可以作为观赏植物培育。多呈球形或梨形,直径比山楂大,在 2.0～3.5 厘米,外皮棕红色或亮紫色,表面的小斑点为灰白色。果实可以分为酸味与甜味两种。

【药用价值】

山楂主要成分为黄酮类及有机酸类化合物。味酸性温,气血并走,化瘀而不伤新血,行滞气而不伤正气,应用于肉食积滞、泻痢腹痛、疝气痛、瘀滞腹痛胸痛、恶露不尽、痛经、吐血、便血等,同时具有降血脂、血压、强心、抗心律失常、抑菌等作用。

性味归经:酸、甘,微温。归脾、胃、肝经。

功能主治:消食积,散瘀血,驱绦虫。治肉积,癥瘕,痰饮,痞满,吞酸,泻痢,肠风,腰痛,疝气产后儿枕痛,恶露不尽,小儿乳食停滞。消食健胃,行气散瘀。用于肉食积滞,胃脘胀满,泻痢腹痛,瘀血经闭,产后瘀阻,心腹刺痛,疝气疼痛,高脂血症。

用法用量:煎汤,3～10 克;或入丸、散。外用适量,煎水洗或捣敷。

注意:脾胃虚弱者慎服,孕妇忌服,糖尿病患者忌食。

【食疗方法】

1.山楂饮

[**原料**]白萝卜 200 克,山楂 150 克,冰糖 100 克,清水 1 000 毫升。

[**制法**]将白萝卜丁和冰糖倒入 1 000 毫升清水,煮至冰糖融化后,加入去核去蒂山楂煮 1 分钟。

[**功效**]润肺止咳,抵抗雾霾。

2.荷叶山楂薏米茶

[**原料**]荷叶干、山楂干、薏苡仁、陈皮、冰糖、水适量。

[**制法**]陈皮泡软后刮去白瓤;将上料放入锅中,注入 4 碗水,大火煮开,转小火煲 30 分钟;放入冰糖,待冰糖融化后即可关火饮用。

[**功效**]调理脾胃,清肠排毒,降脂减肥。

【临床应用】

1.治食积　山楂四两,白术四两,神曲二两。上为末,蒸饼丸,梧子大,服七十丸,白汤下(《丹溪心法》)。

2.治诸滞腹痛　山楂一味煎汤饮(《方脉正宗》)。

3.治痢疾赤白相兼　山楂肉不拘多少,炒研为末,每服一二钱,红痢蜜拌,白痢红白糖拌,红白相兼,蜜砂糖各半拌匀,白汤调,空心下(《医钞类编》)。

4.治老人腰痛及腿痛　棠棣子、鹿茸(炙)等份。为末,蜜丸梧子大,每服百丸,日二服(《本草纲目》)。

5.治寒湿气小腹疼,外肾偏大肿痛　茴香、山楂等份,为细末,每服一钱或二钱,盐、酒调,空心热服(《百一选方》)。

6.治产妇恶露不尽,腹中疼痛,或儿枕作痛　山楂百十个,打碎煎汤,入砂糖少许,空心温服(朱震亨)。

【古籍记载】

1.《本草经疏》:"山楂,《神农本草经》云味酸气冷,然观其能消食积,行瘀血,则气非冷矣。有积滞则成下痢,产后恶露不尽,蓄于太阴部分则为儿枕痛。山楂能入脾胃消积滞,散宿血,故治水痢及产妇腹中块痛也。大抵其功长于化饮食,健脾胃,行结气,消瘀血,故小儿产妇宜多食之。《神农本草经》误为冷,故有洗疮痒之用。"

2.《本草求真》:"山楂,所谓健脾者,因其脾有食积,用此酸咸之味,以为消磨,俾食行而痰消,气破而泄化,谓之为健,止属消导之健矣。至于儿枕作痛,力能以止;痘疮不起,力能以发;犹见通瘀运化之速。有大小二种,小者入药,去皮核,捣作饼子,日干用。出北地,大者良。"

3.《本草通玄》:"山楂,味中和,消油垢之积,故幼科用之最宜。若伤寒为重症,仲景于宿滞不化者,但用大、小承气,一百一十三方中并不用山楂,以其性缓不可为肩弘任大之品。核有功力,不可去也。"

4.《医学衷中参西录》:"山楂,若以甘药佐之,化瘀血而不伤新血,开郁气而不伤正气,其性尤和平也。"

【民间传说】

相传山里有户人家,这家有两个孩子,老大是前妻留下的,老二是后娘生的。后娘为人尖酸,总把老大看成眼中钉、肉中刺。为了能让亲生的儿子独吞家产,她天天盘算着如何害老大。她想了很多方法,又害怕被官府抓住把柄,盘算来盘算去,决定想办法让这老大生病,然后不给治疗,让他活活地病死!

正巧,爹要出门去做点买卖,临走特意嘱咐两个儿子在家听娘的话。爹刚出门,后娘把老大叫到身边,对老大说:"家里这么多活儿,你得分几样干!""嗯,好的,娘打算让我干什么呀?""你年纪还小,做不了体力活,就去看山去吧,到时间了我给你送饭。"

从此,老大就每天风里来雨里去地到山上看庄稼。狠毒的后娘故意每天给他做些半生不熟的饭送去。老大才十几岁,哪里吃得惯这种食物,时间一久便得上了胃病,肚子时而疼、时而胀,眼瞧着一天天变瘦了。又一次老大肚子胀得难受,便对来送饭的后娘说道:"娘,这些日子我一吃这夹生饭肚子就疼得厉害!"后娘听后,破口大骂道:"你这个懒汉,才干了这么点活儿就挑饭!哼,就是这个,爱吃不吃!"老大听了不敢还嘴,只好独自离开,自己坐在上坡上流泪。山上长着许多野山楂,老大实在咽不下后娘的夹生饭,就摘了几个野山楂吃,觉着这东西倒是充饥又解渴。

于是,老大就天天吃起山楂来了。谁想吃来吃去,肚皮不胀了,胃也不疼了,吃什么也都能消化了。后娘很奇怪:"这小子怎么不但不死反倒胖起来了?莫非有什么神灵保护他?"想着老公也快回家了,后娘也只好放下继续害老大的念头。

又过了不久,爹回来了。老大把前后经过给爹讲了。爹爹后来吃了不消化的食物后胀肚子,也取来几枚山楂服用后就好了,于是就将山楂介绍给附近的人。后来,人们便都知道山楂有健脾和胃、消食化瘀的作用了。

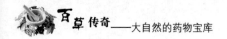

【分析点评】

山楂盛产于山东泰沂山区。山楂果实酸甜可口,营养丰富,含丰富的维生素、山楂酸、柠檬酸、黄酮类等,果中维生素 C 的含量是橙的 3 倍,而钙、镁含量更是居各种水果之首。能生津止渴,亦可入药,入药归脾、胃、肝经,有消食化积、活血散瘀的功效。现代单用本品制剂治疗心血管疾病、细菌性痢疾等,均有较好疗效。

伸 筋 草

【基本情况】

伸筋草为石松科植物石松的干燥全草,全草长 60～90 厘米。茎圆柱形,脆而易断,中具维管束一缕似筋,故名伸筋草。上部密生短柔毛,稀分枝。叶对生,完整叶片卵状椭圆形或狭卵形,长 2.0～3.5 厘米,宽 8～12 毫米,两面有星状毛;近无柄。聚伞花序,生于叶腋或两分枝间,全部密生星状绒毛;萼片五,披针形;花瓣五,比萼稍短,先端 2 深裂;雄蕊十;花柱 3～4。蒴果,与宿萼几乎等长。种子多数,黑色,表面有瘤状突起。气微,味淡。生于山坡,附生于悬崖绝壁或生有苔藓植物的老树桠间。分布于我国秦岭以南地区,多在广东、广西等。

【性状鉴定】

真品伸筋草:干燥的匍匐茎细长而弯曲,表面黄色或黄绿色,长 30～120 厘米,直径 1～3 毫米,常可见近直角生出的黄白色细根,外皮常脱落,直立茎两歧式分支。鳞叶常皱而弯曲,密生于茎上,线形或线状钻形,黄绿色或黄色,无毛,略有光泽。叶端渐尖呈芒状,全缘,叶脉不明显;质地柔软,不易折断,折断面近白色,内有黄白色木心;闻之气微,口尝味淡。

伪品牛尾菜:根茎外观呈结节状,略弯曲,直径 1.0～1.5 毫米,比正品稍细,上面有突起的圆柱形茎的残痕,下面有多数圆柱形细长根,呈波状弯曲,表面黄白色或黄棕色;质韧,皮部易折断,而中央黄白色木心不易断;闻之虽亦气微,但口尝味微苦而稍带黏性。

【药用价值】

伸筋草为石松科石松属植物石松的全草。本品含石松碱、棒石松宁碱等生物碱,石松三醇、石松四醇酮等萜类化合物,β-谷甾醇等甾醇,以及香草酸、阿魏酸等。伸筋草醇提取物有很明显的镇痛作用;水浸液有解热作用;混悬液能显著延长戊巴比妥钠睡眠时间和增强可卡因的毒性反应;透析液对实验性矽肺有良好的疗效;所含石松碱对小肠及子宫有兴奋作用。

性味归经:苦、辛,温。归肝、脾、肾经。

功能主治:祛风散寒,除湿消肿,舒筋活络。用于风寒湿痹,筋脉拘挛疼痛。外用治跌打扭伤肿痛。

用法用量:煎汤,3~12 克;或泡酒。外用适量,捣敷。

注意:有小毒,慎用。

【食疗方法】

1. 伸筋草木瓜汤

[**原料**]猪蹄 150 克,宣木瓜 20 克,伸筋草 10 克,生姜 3 片,调味料若干。

[**制法**]各物洗净,中药用煲汤袋装好;猪蹄去毛、切块,与生姜一起下瓦煲,加适量清水,大火煲沸后改小火煲 1.5 小时,调味后即可食用。

[**功效**]祛风湿,补肝肾。

2. 伸筋草炖猪蹄

[**原料**]猪蹄 250 克,伸筋草 10 克,生姜片、盐、鸡精适量。

[**制法**]将伸筋草洗净,猪蹄去毛、洗净、斩件。锅内烧水,水开后放入猪蹄滚去表面血迹,再捞出洗净。煲内加入清水适量,再将全部材料放入炖盅。加入开水适量。以文火隔水炖 4 个小时,调味。

[**功效**]伸筋活络,舒筋活骨。

【临床应用】

1.治风痹筋骨不舒　宽筋藤,每用三钱至一两,煎服(《岭南采药录》)。

2.治关节酸痛　石松三钱,虎杖根五钱,大血藤三钱。水煎服(《浙江民间常用草药》)。

3.治关节酸痛,手足麻痹　凤尾伸筋草一两,丝瓜络五钱,爬山虎五钱,大活血三钱。水、酒各半煎服(《江西中草药学》)。

4.治小儿麻痹后遗症　凤尾伸筋、南蛇藤根、松节、寻骨风各五钱,威灵仙三钱,茜草二钱,杜衡五分。煎服(《江西中草药学》)。

5.消水肿　过山龙五分(研细末),糠瓢一钱五分(火煅存性),槟榔一钱。槟榔、糠瓢煨汤,吃过山龙末,以泻为度。气实者用,虚者忌(《滇南本草》)。

6.治带状疱疹　石松(焙)研粉,青油或麻油调成糊状,涂患处,一日数次(《浙江民间常用草药》)。

【古籍记载】

1.《本草拾遗》:"主人久患风痹,脚膝疼冷,皮肤不仁,气力衰弱。"

2.《滇南本草》:"石松,其性走而不守,其用沉而不浮,得槟榔良。"

3.《湖南药物志》:"舒筋活血,补气通络。治腰痛,关节痛,闭经。"

4.《植物名实图考》:"治筋骨,通关节。"

5.《江西中药》:"治腰痛及胯、腿痛等症。"

【民间传说】

宋朝时期,有个名叫李东杰的官员。由于秉性刚正不阿,为官清廉,得罪了不少朝中大臣,被贬到一个偏远小县城当县令。这个小县城由于地处偏僻山区,无人愿意来此为官;即便来当官也是走马观花,不会超过一年便会调走。李东杰来到县衙,看到衙门破旧不堪,值班的衙役也是无所事事,赌博聊天,积累的案宗有数米之高。

李东杰上任后的第一件事就是整治衙役,颁布了严厉的政令,要求各级官员恪尽职守,严厉打击玩忽职守的官员。此外,他还将积累的案宗重新开堂审理,将以前的冤假错案一一平反,得到了当地百姓的赞扬。此后,县里的治安环境大为好转,百姓安居乐业,商业也逐渐繁荣起来。

这年夏天,由于大旱,县里的粮食产量大减,大量的难民外出乞讨,县里的治安环境随之恶化。李东杰看到这些心急如焚,他便向朝廷上书要求减免当年的赋税,并开仓放粮以赈济灾民。是年冬天又逢大雨雪,百姓的生活再次陷入了水深火热之中,李东杰不断听到有百姓饿死冻死的报告。

为了让悲剧不再发生,李东杰亲自带领各级官员将粮食和柴草送到每家每户,帮助百姓度过这个寒冷的冬季。李东杰所在的县城属于山区,于是他要翻山越岭去送粮食和柴草,有时候还要涉水。由于长期的劳累和严寒的侵袭,李东杰患上了严重的风湿病,但是他为了不影响工作,每次都是忍着病痛去给百姓送东西。一次在送粮食的途中,李东杰的风湿病又犯了,双腿疼痛难忍,无法伸直行走,于是众人将他抬起去找大夫。大夫看到李东杰的病情后说道:"李大人,由于您的病拖延得太久,又没有得到及时的医治,以后恐怕难以行走了,老朽也是无能为力啊。"

百姓看到李大人为了他们如此操劳,以致双腿不能再行走了,便纷纷落泪。就在这时,有个老药农走上前来说道:"大人的腿是为了我们这些穷苦百姓才这样的,老夫世代在这个山里采药,我知道有一种药或许可以治疗大人的腿疾,不妨试试。"说完便从背篓里拿出一把草药出来,煎水给李东杰喝,李东杰喝完后觉得腿痛好了很多,经过几天的治疗,李东杰的腿痛好了,也能下床走路了。

　李东杰觉得很好奇，便问这个草药叫什么名字。老药农说这个草他们当地人都叫它山猫儿，李东杰觉得这个名字不好听，也不能说明这个药的特性，于是便为它取名为叫"伸筋草"，既好听又反映这个药能够治疗风湿。

【分析点评】

　伸筋草具有祛风散寒、除湿消肿、舒筋活血功效，并有一定的降压作用，主治中风后偏瘫及因络脉不通所引起的瘫痪侧手足拘挛，常伴有局部肿胀、疼痛及便溏、苔腻等。

石　斛

【基本情况】

石斛,为兰科植物金钗、鼓槌石斛或流苏石斛的栽培品及其同属植物近似种的新鲜或干燥茎。鲜石斛呈圆柱形或扁圆柱形,长约30厘米,直径0.4～1.2厘米。表面黄绿色,光滑或有纵纹,节明显,色较深,节上有膜质叶鞘。肉质,多汁,易折断。气微,味微苦而回甜,嚼之有黏性。石斛喜在温暖、潮湿、半阴半阳的环境中生长,对土肥要求不甚严格,多在疏松且厚的树皮或树干上生长,有的也生长于石缝中。分布于福建、浙江、广西、云南等地。

【性状鉴定】

真品铁皮石斛:正宗的铁皮石斛是多年生草本植物,茎丛生,圆柱形,高10～30厘米,粗3～8毫米。干后呈青灰色,叶纸质,长圆状披针形。叶鞘下延时留一个环状间隙,形成"黑节"。略具青草香气,嚼之味淡,初有黏滑感,久之则有浓厚黏滞感。

伪品石斛:一般以紫皮冒充,颜色以黄为主,有偏青的,也有带紫色的,比较明显;其次,胶质少,几乎无黏度,渣极多,无法吞服。稍有苦味。枫斗泡开后,很多枫斗都无节。

【药用价值】

石斛可补血、精、津,令人精、气、神充足,在提高人体免疫力、抗衰老、降三高、防治糖尿病等方面都有显著的功效。所含石斛碱等生物碱,以及黏液质、淀粉等有一定解热镇痛作用,能促进胃液分泌,助消化,有增强新陈代谢、抗衰老等作用。

性味归经:甘,微寒。归胃、肾经。

功能主治:益胃生津,滋阴清热。用于阴伤津亏,口干烦渴,食少干呕,病后虚热,目暗不明。

用法用量:煎汤,6～15克(鲜品加倍),宜久煎;或熬膏;或入丸、散。

注意:热病早期阴未伤者,湿温病未化燥者,脾胃虚寒者(指胃酸分泌过少者),均禁服。

【食疗方法】

1.西洋参炖石斛

[原料]西洋参5克,石斛30克。

[制法]把上述材料一同放入锅内加沸开水5碗,文火炖足一夜,即可饮用。

[功效]补气生津,益胃养阴。

2.石斛洋参乌鸡汤

[原料]乌鸡一只,石斛15克,西洋参30克,山楂15克,姜片、葱段、料酒、盐、鸡精适量。

[制法]乌鸡宰杀洗净,斩块,药材洗净,锅内烧水开后放入乌鸡鸡肉煮5分钟后捞出洗净放入瓦煲,再加入药材、姜片、葱段、料酒和适量清水,武火煮沸,改文火煲2小时,加盐、鸡精调味即可。

[功效]补中益气,生津,恢复体力,抗疲劳。

【临床应用】

1.治温热有汗　鲜石斛三钱,连翘(去心)三钱,天花粉二钱,鲜生地四钱,麦冬(去心)四钱,参叶八分。水煎服。

2.治中消　鲜石斛五钱,熟石膏四钱,天花粉三钱,南沙参四钱,麦冬二钱,玉竹四钱,山药三钱,茯苓三钱,广皮一钱,半夏一钱五分,甘蔗三两。煎汤代水。

3.治眼目昼视精明,暮夜昏暗,视不见物,名曰雀目　石斛、仙灵脾各一两,苍术(米泔浸,切,焙)半两。上三味,捣罗为散,每服三钱匕,空心米饮调服。

【古籍记载】

1.《本草新编》:"石斛,味甘、微苦,性微寒,无毒。不可用竹斛、木斛,用之无功。石斛却惊定志,益精强阴,尤能健脚膝之力,善起痹病,降阴虚之火,大有殊功。"

2.《本草蒙筌》:"石斛,味甘,气平。无毒。"

3.《本草纲目》:"强阴益精,厚肠胃,补内绝不足,平胃气,长肌肉,益智除惊,轻身延年。"

4.《神农本草经》:"主伤中、除痹、下气,补五脏虚劳、赢瘦、强阴。久服厚肠胃、轻身、延年。"

5.《名医别录》:"益精补内绝不足,平胃气,长肌肉,逐皮肤邪热气,脚膝疼软弱,健阳,补肾积精。"

【民间传说】

相传两千多年前,秦始皇身边有一个叫徐福的术士。有一次徐福做了一个奇异的梦,梦见在浩瀚缥渺的大海中有一座仙山,见有一棵奇葩。徐福听到远处传来一缕缕若有若无的笑声,须臾间,自空中飘来两片洁白的羽毛,似清风般轻轻落下,幻化成两位身披白色霓裳的仙子。她们笑吟吟地对那棵奇葩说:"恳请紫楹仙子赐予救命仙丹。"说完,从头发上取下一支银簪,往奇葩的花瓣上轻轻拨出一颗玉露放入一只拇指粗细的玉环中,然后一起道谢:"多谢紫楹。"随即又化成羽毛随风飘逝。徐福看傻了,呆呆地伸出手想去摸一下那棵奇葩,猛然间电闪雷鸣,狂风大作,一条蛟龙自天而降,张开血盆大口怒斥徐福:"大胆狂徒,此乃天下第一至阴至纯之宝物,食之可起死回生,长生不老,岂是尔等福薄之辈可享之乎?"说完作吞噬状。徐福顿时被吓得魂飞魄散,转身拔腿狂奔,一不小心跌入万丈深渊,霎时惊醒,全身虚汗淋漓。发现烈日当空,原是南柯一梦。此后一连数日徐福茶饭不思,有一天,他终于鼓足勇气,把梦中情形奏知秦始皇,自称愿去梦中仙山,为皇帝求长生不老之仙草。秦始皇自统一天下后,唯恐一日西去,千秋万代之基业入他人之手,于是广求长生不老之药。现在得知徐福所奏,惊喜万分,立即颁旨令徐福带三千童男童女横渡东海,求长生不老之药。无奈大海茫茫,徐福一干人最终还是徒劳无功,有去无回,滞留东瀛岛。传说中随去的三千童男童女就成了今天日本人的祖先。徐福梦中所见的"紫楹仙姝"就是后世的滋阴极品——被历代帝皇争相企求的无上宝物,居"中华九大仙草"之首的"野生铁皮石斛",其中的"紫楹"即"滋阴"之意也。千年仙草——铁皮石斛的故事,穿越历史时空,被人们传诵至今。

【分析点评】

石斛药用历史悠久,药用成分既丰富又均衡,能治疗多种疾病,在临床上多用于治疗慢性咽炎、肠胃疾病、眼科疾病、血栓闭塞性疾病、糖尿病、关节炎等。

丝 瓜 络

【基本情况】

丝瓜络为葫芦科植物丝瓜或粤丝瓜的成熟果实的维管束。丝瓜络全体由维管束纵横交织而成,多呈长棱形或长圆筒形,略弯曲,长30～70厘米,直径7～10厘米。表面淡黄白色,粗糙,体轻,质制,富弹性,横断面有3个空腔,偶见残留的黑色种子。气微,味淡。丝瓜喜温、喜湿、耐热,为短日照作物,喜较强阳光,而且较耐弱光。中国南北各地普遍栽培,也广泛栽培于世界温带、热带地区。

【性状鉴定】

真品丝瓜络:本品为丝状维管束交织而成,多呈长棱形或长圆筒形,略弯曲。长30～70厘米,直径7～10厘米。表面淡黄白色。体轻,质韧,有弹性,不能折断,横切面可见子房三室,呈空洞状。气微,味淡。

伪品棱角丝瓜络:本品呈棒状或圆柱状,稍弯曲,长25～60厘米,下端宽处直径5～6厘米。表面黄色、棕黄色至棕红色,果柄一端较细,另一端较粗,常有一横切未断的口,全体具10条明显的纵向突出的棱线,间有9条棱线;表面稍光滑而隐约显露突起的筋脉,有的表皮脱落处可见粗纤维交织成网状。体轻,质坚韧,不能折断,切断面可见子房三室,灰黄色,网状筋络纵横交织疏松而严紧,有较强的弹性。气微,味苦。

【药用价值】

丝瓜络内含有木聚糖及纤维素,可能还含甘露聚糖、半乳聚糖及木质素等。所含有的齐墩果叶酸,具有强心利尿以及抑制 S-180 瘤株生长的作用。可通经活络,清热化痰。用于治疗胸胁疼痛、腹痛、腰痛、睾丸肿痛、肺热痰咳、妇女经闭、乳汁不通、痈肿、痔瘘等。

性味归经:甘,平。归肺、胃、肝经。

功能主治:通络,活血,祛风。用于痹痛拘挛,胸胁胀痛,乳汁不通。

用法用量:煎服,4.5～9.0 克;或烧存性研末。外用适量,煅存性研末调敷。

注意:不宜生吃。脾胃虚寒者少用丝瓜络。

【食疗方法】

1.丝瓜络粥

[**原料**]丝瓜络 30 克,大米 100 克,白糖适量。

[**制法**]将丝瓜络洗净,放入锅中,加清水适量,浸泡 5～10 分钟后,水煎取汁,加大米煮粥,待粥熟时调入白糖,再煮一二沸即成,每日 1 剂。

[**功效**]通经活络,清热解毒,利尿消肿,凉血止血。

2.丝瓜络鲫鱼汤

[**原料**]丝瓜络 30 克,鲫鱼 500 克,调味料适量。

[**制法**]将鲫鱼去鳞杂,洗净,同入锅中,加入清水 800 毫升,煮至 400 毫升备用。每次 200 毫升,每日 2 次。鲫鱼可取出做饭餐服食。

[**功效**]通络下乳。

【临床应用】

1.治胸胁疼痛 炒丝瓜络、赤芍、白芍、延胡索各 9 克,青皮 6 克。煎服(《安徽中草药》)。

2.治胸痹及心气痛 丝瓜络 15 克,橘络 3 克,丹参 10 克,薤白 12 克。水煎服(《四川中药志》)。

3.治咳嗽多痰,胸胁痛　老丝瓜络烧存性,研细。白糖拌服,每次2克,每日2～3次,温开水送服(《食物中药与便方》)。

4.治风湿性关节痛　丝瓜络15克,忍冬藤24克,威灵仙12克,鸡血藤15克。水煎服(《山东中草药手册》)。

5.治手臂痛　丝瓜络10克,秦艽6克,羌活3克,红花4.5克。水煎服(中医研究院《常见病验方选编》)。

【古籍记载】

1.《本草便读》:"丝瓜络,入经络,解邪热。热除则风去,络中津液不致结合而为痰,变成肿毒诸症,故云解毒耳。"

2.《医林纂要》:"凉血渗血,通经络,托痘毒。"

3.《本草从新》:"通经络,和血脉,化痰顺气。"

4.《现代实用中药》:"通乳汁,发痘疮。治痈疽不敛。作黑烧内服,治肠出血,赤痢,子宫出血,睾丸炎肿,痔疮流血等。"

5.《陆川本草》:"凉血解毒,利水去湿。治肺热痰咳,热病谵妄,心热烦躁,手足抽搐。"

【民间传说】

明朝弘治年间,河南府下卢氏县有一个张员外,为人慷慨和善,常施舍于贫困,救济于乡邻,在当地颇有名望。员外膝下有一子,面如冠玉、长身玉立。然不知何故,张公子自束发之年后,每逢迈步便足心出汗,时有恶臭绵绵。冬日尚好,然春夏秋皆尴尬至极,恶臭令人难以接近。员外一家访遍名医,束手无效,煞是苦恼。

偶然一日,张员外听闻,巩义慈云寺净慈法师于河南府做客,遂连夜赶往河南府,寻求大师帮助。净慈法师听闻后,一并与员外回府。见得公子后,遂命人摘下院墙上天罗(丝瓜)三五颗,剥掉外衣,配中药熬制天罗(丝瓜)水,命其服下。另叮嘱取四颗天罗,以中药浸泡数日后晒干,取其经络,执入公子鞋内,如此坚持数月,足疾定好。

说也奇怪，如此一来数月后，公子足疾竟奇迹痊愈。此事瞬间成为佳话，遂被后人纷纷流传！要问其奥妙所在？精髓原乃丝瓜络！丝瓜络原本是中药，吸湿除臭显奇效。正所谓好人自有好报，好物自有功效！丝瓜络的奇思妙用，也在卢氏流传开来！

【分析点评】

丝瓜络是丝瓜的果实的维管束，具有通经活络，清热解毒，利尿消肿的功效。此外，丝瓜络还可以催乳，食用丝瓜是一种方便快捷的催乳良方；可调理月经，包括经期及周期不规律、经量异常、经期不适等，可通过多吃丝瓜来对身体进行养护。

松 花 粉

【基本情况】

松花粉,为松科植物马尾松、油松或同属数种植物的干燥花粉。四五月开花时,将雄球花摘下,晒干,搓下花粉,除去杂质。干燥松花粉为淡黄色的细粉末,用扩大镜观察,呈均匀的小圆粒。体质轻飘,易飞扬,手捻有滑润感,不沉于水。气微香,味有油腻感,以黄色、细腻、无杂质、流动性较强者为佳。辽东半岛、山东、江苏、浙江、福建和台湾等地均有此类植物的栽培。

【性状鉴定】

真品松花粉:为淡黄色细粉。体轻,易飞扬,手捻之有滑润感。气微,味淡。花粉粒扁球形或椭圆形,表面光滑,两侧各有一膨大的气囊。气囊壁有明显的网状纹理,网孔多角形,花粉粒长45~55微米,直径29~40微米。

伪品蒲黄:为鲜黄色细粉。体轻,易飞扬,手捻之油润滑感,易附着手指上,入水不沉。气微,味淡。花粉粒呈圆形或类圆形,表面有网状纹颗粒突起(拟网状纹雕纹);以萌发孔为单位,不甚明显,花粉柱直径24~30微米。

【药用价值】

松花粉含油脂、色素、蛋白质,蛋氨酸、赖氨酸、缬氨酸等20多种氨基酸,14种维生素,铁、磷、硫等24种无机元素,18种天然活性酶,激素,芳香类物质等。其具有增强免疫、抗衰老、降低血脂的功能,可改善消化功能,抑制前列腺增生,提高造血功能,促进生长和强化,扩张冠状动脉,降低血压,增加血管韧性,对实验性肝损伤有保护作用。

性味归经:甘,温。归肝、脾经。

功能主治:有收敛止血,燥湿敛疮,润心肺和益气的功效。常用于外伤出血,湿疹,黄水疮,皮肤糜烂,脓水淋漓。

用法用量:外用适量,撒敷患处。

注意:花粉过敏者,想要减肥的人不宜使用,因花粉含有雌激素,多吃可使人变胖。妊娠女士最好不要吃。

【食疗方法】

1. 理脾糕

[原料]松花一升,百合、莲肉、山药、薏苡仁、芡实、蒺藜各一升,粳米粉一斗二升,糯米粉三升,砂糖一斤。

[制法]拌匀蒸熟,炙干食之。

[功效]健脾止泄。

2. 松花饼

[原料]松花粉 50 克,面粉 100 克,白砂糖 20 克。

[制法]将糖水溶化后搅匀揉成饼状,蒸熟即可。

[功效]壮颜益志。

【临床应用】

1. 治风眩头旋肿痹,皮肤顽疾　松树始抽花心(状如鼠尾者佳蒸,细切)二升,用绢囊裹,入酒五升,浸五日,空腹饮三合,再服大妙(《元和纪用经》)。

2. 治产后壮热,头痛,颊赤,口干唇焦,多烦燥渴,昏闷不爽　松花、川芎、当归、石膏、蒲黄五物等同为末,每服二钱,水二合,红花二捻,同煎七分,去滓,粥后温温细呷(《本草衍义》)。

3. 治小儿久泻身热　炒黑松花一钱,炒红曲二钱。共研,白糖调下(《鱼孚溪单方选》)。

4. 治疫毒下痢　松花二钱,薄荷叶煎汤,入蜜一匙调服(《惠直堂经验方》)。

5.治胃痛　松花粉 3 克,酒冲服(《广西本草选编》)。

6.治湿疹　松花粉、黄柏、苦参各 60 克,青黛 15 克,松香 30 克。先将前四味研为细末,再将松香熔化,同麻油调药末,涂搽患处,每日 1 次(《湖北中草药志》)。

【古籍记载】

1.《本草纲目》:"润心肺,益气,除风止血。"

2.《本草逢原》:"松花润心肺,益气除风湿。今医治痘疮湿烂,取其凉燥也。"

3.《本草从新》:"润心肺益气。止血除风。"

【民间传说】

唐代张沁的《妆楼记》及刘恂的《岭表录异》中均记述了松花粉美容的有趣故事,书中写道:晋代白州双角山下,有一口"美人井",凡汲饮此井水者,家中诞女多非常俊美。其原因是井旁常年有松花开放,花粉落入井中,井水浸过花粉,变成奇特的美容剂,故美女颇多。后因其招致灾祸,村民只得忍痛将井填平。

【分析点评】

松花粉可直接补充营养,也可通过改善消化功能,从食物中摄取营养,为身体补充能量,增加耐力,使之不易疲劳。适合加班工人、备考学生、赛前运动员等劳动强度大、脑力劳动重者服用。但是大量使用的话,尤其是涂在脸部,松花粉不知不觉会有部分进入呼吸系统,对呼吸系统造成困扰,严重时会造成呼吸困难。过长时间使用松花粉会造成毛孔堵塞,并有上火等症状出现。

酸　枣

【基本情况】

　　酸枣,又名棘、棘子、野枣、山枣、葛针等,鼠李科枣属植物,是枣的变种。多野生,常为灌木,也有的为小乔木。树势较强。枝、叶、花的形态与普通枣相似,但枝条节间较短,托刺发达,除生长枝各节均具托刺外,结果枝托叶也成尖细的托刺。叶小而密生,果小,多为圆或椭圆形,果皮厚,光滑、紫红或紫褐色;内薄,味大多很酸,核圆或椭圆形;核面较光滑,内含种子1～2枚,种仁饱满可做中药。其环境适应性较普通枣强,花期很长,可为蜜源植物。酸枣的营养价值很高,也具有药用价值,酸枣作为食品,去果肉后枣仁还是中药材,如江苏长美花卉的酸枣。主产区位于太行山一带,以河北南部的邢台为主,素有"邢台酸枣甲天下"之美誉,是中国最大的酸枣产业基地。

【性状鉴定】

　　真品酸枣:落叶灌木或小乔木,高1～3米。托叶刺有2种,一种直伸,长达3厘米,另一种常弯曲。叶片椭圆形至卵状披针形。酸枣1.5～3.5厘米,宽0.6～1.2厘米,边缘有细锯齿,基部三出脉。花黄绿色2～3朵簇生于叶腋。核果小,熟时红褐色,近球形或长圆形,长0.7～1.5厘米,味酸,核两端钝。耐干旱瘠薄、严寒,适应性强,无论山区、丘陵、平原,只要有扎根之处,都能生根、开花、结果。

　　伪品南酸枣:落叶乔木,高8～20米,树皮灰褐色,纵裂呈片状剥落。单数羽状复叶,互生,长20～30厘米,小叶对生,纸质,长圆形至长圆状椭圆形,长 4～10 厘米,宽 2.0～4.5 厘米,顶端长渐尖,基部不等而偏斜,背面脉腋内有束毛;小叶柄长 5～12 毫米。南酸枣喜温暖湿润的气候,对土壤要求不严,以疏松湿润、土层深厚的砂质壤土生长较好。

【药用价值】

酸枣性平,味甘酸,常食可以健脾开胃,消食化滞,有养心、安神、敛汗的功效。酸枣仁主要含三萜皂苷类、黄酮类、三萜类、生物碱类,此外还含有脂肪油、蛋白质、甾醇及微量具刺激性的挥发油。经试验可抑制中枢神经系统,呈现镇静、催眠作用。可用于神经衰弱、失眠、多梦、盗汗的治疗。

性味归经:平,酸。归肝、肺经。

功能主治:具有补肝、宁心、敛汗、生津的功效;主治虚烦不眠,惊悸多梦,体虚多汗,津虚口渴等症。有镇定安神之功效,以及补肝胆、宁心敛汗的作用。

用法用量:25～50 克,外用适量。

注意:一般人均可使用。

【食疗方法】

1.酸枣粥

[**原料**]糯米 30 克,酸枣 6 颗,酸枣仁 10 克,水适量。

[**制法**]将糯米和酸枣仁放进电锅煮开后,加入酸枣煮熟即可。

[**功效**]养心安神。

2.酸枣糕

[**原料**]酸枣 1 500 克,白糖 500 克,葡萄糖适量。

[**制法**]酸枣洗净,入锅煮至皮肉分离,去皮去籽,加入白糖和匀;木板铺纱布,将酸枣肉铺平,晒干切条,裹上葡萄糖即可。

[**功效**]养心益肝,安神。

【临床应用】

1. 胆虚不眠　用酸枣仁一两,炒香,捣为散。每服二钱,竹叶汤调下。又方:再加人参一两,辰砂半两,乳香二钱半,调蜜做成丸子服下。

2. 虚烦不眠　用酸枣仁二升,知母、干姜、茯苓、川芎各二两,甘草(炙)一两。先以水一斗煮枣仁,得汁七升;再放入其余各药同煮,最后得汁三升,分次服下。此方名"酸枣仁汤"。

3. 盗汗　用酸枣仁、人参、茯苓,等分为末,每服一钱,米汤送下。

【古籍记载】

1.《神农本草经》记载,酸枣可以"安五脏,轻身延年"。

2.《神农本草经》中被列为上品,能治疗"心腹寒热,邪结气聚,四肢酸痛湿痹。""久服安五脏,轻身延年。"

3.《名医别录》:称其"补中,益肝气,坚筋骨,助阴气,能令人肥健"。

【民间传说】

唐代永淳年间,相国寺有位和尚名允惠,患了癫狂症,经常妄哭妄动,狂呼奔走。病了半年,虽服了许多名医的汤药,均不见好转。允惠的哥哥潘某,与名医孙思邈是至交,于是恳请孙思邈设法治疗。孙详询病情,细察苔脉,然后说道:"令弟今夜睡着,明日醒来便愈。"潘某听罢,大喜过望。孙思邈吩咐:"先取些成食给小师父吃,待其口渴时再来叫我。"到了傍晚时分,允惠口渴欲饮,家人赶紧报知孙思邈,孙取出一包药粉,调入约半斤白酒中,让允惠服下,并让潘某安排允惠住一间僻静的房间。不多时,允惠便昏昏入睡,孙再三嘱咐不要吵醒病人,待其自己醒来,直到次日半夜,允惠醒后,神志已完全清楚,癫狂痊愈。潘家重谢孙思邈,并问其治愈道理。孙回答:"此病是用朱砂酸枣仁乳香散治之,即取辰砂一两,酸枣仁及乳香各半两,研末,调酒服下,以微醉为度,服毕令卧睡。病轻者,半日至一日便醒,病重者二三日方觉,须其自醒,病必能愈,若受惊而醒,则不可能再治了。昔日吴正肃,也曾患此疾,服此一剂,睡了五日才醒,醒来后病也好了。"这一巧治癫狂之法,取其酸枣仁有安神之功,配伍朱砂,故收到理想疗效。

【分析点评】

中医界普遍认为酸枣仁的功用是养肝、宁心、安神、敛汗,可以治疗虚烦不眠、惊悸怔忡、自汗盗汗等症。近代药理学研究证实,酸枣仁确有镇静、催眠作用。

乌　梅

【基本情况】

本品为蔷薇科植物梅的干燥近成熟果实。夏季果实近成熟时采收,低温烘干后焖至黑色。呈类环形或扁球形,直径1.5～3.0厘米。表面乌黑色或棕黑色,皱缩不平,基部有圆形果梗痕。果核坚硬,椭圆形,棕黄色,表面有凹点;种子扁卵形,淡黄色。气微,味极酸。以个大、肉厚、核小、外皮乌黑色、不破裂、露核、柔润、味极酸者为佳。适应性较强,耐寒。喜温暖湿润气候,需阳光充足,耐干旱,低洼多湿之地不宜栽植。主产于四川、浙江、福建、湖南、贵州等地。

【性状鉴定】

真品乌梅:干燥果实呈扁圆形或不规则球形,直径1.5～3.0厘米,表面乌黑色或棕黑色,皱缩,凹凸不平,有的外皮已破碎,核露于外;果实一端在果柄脱落处有明显的凹陷,果肉质柔软;核坚硬,棕黄色,表面有众多的凹点及网状纹理,内含淡黄色的种仁一枚,卵圆形,极似杏仁;闻之气特异,口尝味极酸。

伪品山杏:干燥果实呈类圆形或扁圆形,表面灰棕色、暗棕色或乌黑色,皱缩不平有茸毛;果肉薄且质硬而紧贴果核;果核为扁圆形,表面较光滑,具有沟状边缘,质坚硬,内有种子一粒,呈扁心形,黄棕色或暗棕色;闻之气微,口尝味酸涩,其酸味远不及真品。

【药用价值】

药用乌梅果实含枸橼酸、苹果酸、草酸、琥珀酸和延胡索酸,总酸量 4％～5.5％,以前两种有机酸的含量较多。此外,还含5-羟甲基-2-糠醛,为无色油状物。所含挥发性成分,主要有苯甲醛 62.40％、4-松油烯醇 3.97％、苯甲醇 3.97％和十六烷酸 4.55％。乌梅仁含苦杏仁苷约 0.5％,而梅仁含约 4.3％。另有报道,乌梅中还含苦味酸和超氧化物歧化酶(SOD)。

性味归经:酸、涩,平。归肝、脾、肺、大肠经。

功能主治:敛肺止咳,涩肠止泻,止血,生津,安蛔。主治久咳,虚热烦渴;久疟,久泻,痢疾;便血,尿血,血崩;蛔厥腹痛;呕吐;钩虫病。

用法用量:煎汤,3～10 克,大剂量可用到 30 克。外用适量,捣烂或炒炭研末外敷。止泻止血宜炒炭用。

注意:外有表邪或内有实热积滞者均不宜服。

【食疗方法】

1.乌梅普洱茶

[**原料**]乌梅 3 粒,枸杞子、普洱及开水适量。

[**制法**]乌梅剪成小块,普洱和枸杞子放入茶壶中,加入少量开水,摇晃一下茶壶,把水倒掉,再放入乌梅。倒满开水,焖泡片刻即可。

[**功效**]敛肺涩肠,温中止痛。

2.乌梅蒸海鳗鱼

[**原料**]海鳗鱼 1 条,乌梅 1 个,葱、姜、生抽及花生油适量。

[**制法**]将洗净的鳗鱼切段,乌梅捏碎,姜丝均匀放在鱼上,开水大火蒸 6 分钟倒出碟子里的腥水,加入花生油、生抽,再大火蒸 3 分钟,最后撒上葱花,焖 1 分钟即可。

[**功效**]养阴,生津,止渴。

【临床应用】

1.治久咳不已　乌梅肉(微炒)、御米壳(去筋膜,蜜炒)等份为末,每服二钱,睡时蜜汤调下(《本草纲目》)。

2.治小儿头疮,积年不瘥　乌梅肉烧灰细研,以生油调涂之(《太平圣惠方》)。

3.治伤寒蛔厥及久痢　乌梅三百枚,细辛六两,干姜十两,黄连十六两,当归四两,附子六两(炮,去皮),蜀椒四两(出汗),桂枝(去皮)六两,人参六两,黄柏六两。上十味,异捣筛,合治之,以苦酒渍乌梅一宿,去核,蒸之五斗米下,饭熟捣成泥,和药令相得;内臼中,与蜜杵二千下,丸如梧桐子大。先食饮服十丸,日三服,稍加至二十丸。禁生冷、滑物、臭食等(《伤寒论》乌梅丸)。

4.治咽喉肿痛　乌梅 30 克,双花 60 克,雄黄 12 克。为末,蜜丸,每丸 3 克。每次含化 1 丸,徐徐咽下,每日 3 次(《全国中草药新医疗法展览会资料选编》)。

【古籍记载】

1.《本草经疏》:"梅实,即今之乌梅也,最酸。《经》曰:热伤气,邪客于胸中,则气上逆而烦满,心为之不安。乌梅味酸,能敛浮热,能吸气归元,故主下气,除热烦满及安心也。下痢者,大肠虚脱也;好唾口干者,虚火上炎,津液不足也;酸能敛虚火,化津液,固肠脱,所以主之也。其主肢体痛,偏枯不仁者,盖因湿气浸于经络,则筋脉弛纵,或疼痛不仁;肝主筋,酸入肝而养筋,肝得所养,则骨正筋柔,机关通利而前证除矣。"

2.《纲目》:"乌梅、白梅所主诸病,皆取其酸收之义。惟张仲景治蛔厥乌梅丸,及虫方中用者,取虫得酸即止之义,稍有不同耳。《医说》载曾鲁公痢血百余日,国医不能疗,陈应之用盐水梅肉一枚,研烂,合腊茶入醋服之,一啜而安。大丞梁庄肃公亦痢血,应之用乌梅、胡黄连、灶下土等分为末,茶调服亦效。盖血得酸即敛,得寒则止,得苦则涩故也。"

3.《本草新编》:"乌梅,止痢断疟,每有速效。"

4.《本草求真》:"乌梅,酸涩而温,似有类于木瓜,但此入肺则收,入肠则涩,入筋与骨则软,入虫则伏,入于死肌、恶肉、恶痣则除,刺入肉中则拔,故于久泻久痢,气逆烦满,反胃骨蒸,无不因其收涩之性,而使下脱上逆皆治。且于痈毒可敷,中风牙关紧闭可开,蛔虫上攻眩仆可治,口渴可止,宁不为酸涩收敛之一验乎。不似木瓜功专疏泄脾胃筋骨湿热,收敛脾肺耗散之元,而于他症则不及也。但肝喜散恶收,久服酸味亦伐生气,且于诸症初起切忌。"

【民间传说】

传说一:《医说》记载,曾鲁公患下痢便血百余日,国医不能疗。陈应之用盐水梅肉一枚研烂,合入腊茶,并加入醋服之,一啜而安。大丞梁庄肃公也曾患下痢便血,陈应之还是用乌梅、胡黄连、灶下土各等份为末,用茶水调服,也得效。"盖血得酸收敛,得塞则止,得苦则涩故也。"

传说二:《峨眉山志》记:"山上梅子坡,白云禅师道行偶渴无水,望坡前有梅树,拟似累累梅实,可以回津,至其地则无一梅树,而渴已止矣。"梅子甜酸可刺激液腺,提起梅子形成大脑的条件反射,口中生津,渴逐而止之。清代陈士铎《本草新编》中有:"乌梅止痢、断疟,每有速效。"

【分析点评】

乌梅功能长于生津止渴,敛肺止咳。南方地区夏季酷暑,街头巷尾常可见到乌梅汤(酸梅汤)出售。酸梅汤酸甜可口,是夏季解暑的佳品。而乌梅在中医上还具有敛肺、涩肠、生津、安蛔之功效,对于久咳、久泄、久痢便血等疾病都有治疗作用。

西 红 花

【基本情况】

西红花为鸢尾科植物番红花的干燥柱头。又名番红花、藏红花,为多年生草本,呈线形,三分枝,长约 3 厘米。暗红色,上部较宽而略扁平,顶端边缘显不整齐的齿状,内侧有一短裂隙,下端有时残留一小段黄色花柱。体轻,质松软,无油润光泽,干燥后质脆易断。气特异,微有刺激性,味微苦。原产欧洲南部,喜冷凉湿润和半阴环境,较耐寒,宜排水良好、腐殖质丰富的沙壤土。现为引入栽培种,北京、山东、浙江、四川等地均有栽培。

【性状鉴定】

真品西红花:呈线性、三分枝,长约 3 厘米暗红色,上部较宽而略扁平,顶端边缘呈不整齐的齿状,内侧有一短裂隙;柱头呈喇叭状,有短缝,体轻,质松软,无油润光泽,干燥后质脆易断,气特异,微有刺激性,味微苦,放入水中,可见橙黄色成直线下降,并逐渐扩散,水被染成黄色,无沉淀。

伪品红花:为不带子房的管状花,花冠红黄色或红色,筒部细长,先端五裂,裂片狭条形,雄蕊花药聚合成筒状、黄白色;柱头呈圆柱形,顶端微分叉,质柔软,气微香,味微苦,花浸入水中可将水染成金黄色。

【药用价值】

西红花含藏红花素约 2%,系藏红花酸与二分子龙胆二糖结合而成的酯,含藏红花酸二甲酯、藏红花苦素约 2%,挥发油

0.4％～1.3％,以及丰富的维生素 B_2;球茎含葡萄糖、氨基酸、皂苷。别名藏红花、番红花,有活血化瘀、凉血解毒、解郁安神的作用。用于经闭癥瘕,产后瘀阻,温毒发斑,忧郁痞闷,惊悸发狂。

性味归经:甘,平。归心、肝经。

功能主治:活血化瘀,散郁开结。治忧思郁结,胸膈痞闷,吐血,伤寒发狂,惊怖恍惚,妇女经闭,产后瘀血腹痛,跌仆肿痛。

用法用量:1～3 克,煎服或沸水泡服。

注意:孕妇忌服。

【食疗方法】

1.藏红花茶

[**原料**]藏红花 5～8 根,白开水 1 杯。

[**制法**]将藏红花放入白开水。

[**功效**]活血化瘀,凉血解毒。

2.藏红花冰糖炖燕窝

[**原料**]燕盏 3 个,藏红花及冰糖适量。

[**制法**]燕盏泡开撕条放进炖盅,太古黄冰糖也放入炖盅,炖好后装入小碗放入少许藏红花焖泡即可。

[**功效**]活血化瘀,解郁安神。

【临床应用】

1.治各种痞结 藏红花每服一朵,冲汤下。忌食油荤、盐,宜食淡粥(《本草纲目拾遗》)。

2.治伤寒发狂,惊怖恍惚 撒法即二分。水一盏,浸一宿,服之(《医林集要》)。

3.治吐血(不论虚实、何经所吐之血) 藏红花一朵,无灰酒一盏。将花入酒内,隔汤顿出汁服之(《本草纲目拾遗》)。

【古籍记载】

1.《本草纲目》:"已有番红花,称其主心气忧郁,结闷不散,能活血治惊悸,则散结行血,功力亦同。"

2.《医林集要》:"治伤寒发狂,惊悸恍惚,亦仍是消痰泄滞之意。但加以清热通导一层,功力亦尚相近,惟称其气味甘平,则与藏红花之腻涩浓厚者不类。"

3.《饮膳正要》:"主心忧郁积,气闷不散,久食令人心喜。"

4.《品汇精要》:"主散郁调血,宽胸膈,开胃进饮食,久服滋下元,悦颜色,及治伤寒发狂。"

【民间传说】

希腊神话中,天神因为同情单恋妖精不成而失恋自杀的青年克罗卡斯,就把他变成西红花。而希腊神话中的另一个故事则说,当芮斯和妻子蕙拉盖斯在半山腰相亲相爱时,他们的热情使得黄色的西红花纷纷绽放。

【分析点评】

西红花为鸢尾科植物番红花花柱的上部及柱头,又称番红花或藏红花,其药效奇特,驰名中外,尤其以活血养血而闻名天下。藏红花的主要作用在于养神,具有养血、活血、补血、行血、理血等功能;此外,还具有活血化瘀、凉血解毒、解郁安神、美容养颜等功效。

夏 枯 草

【基本情况】

夏枯草为唇形科植物夏枯草的干燥果穗。本品呈棒状,略扁,长 1.5～8.0 厘米,直径 0.8～1.5 厘米,淡棕色至棕红色。全穗由数轮至十数轮宿萼与苞片组成,每轮有对生苞片 2 片,呈扇形,先端尖尾状,脉纹明显,外表面有白毛。每一苞片内有花 3 朵,花冠多已脱落,宿萼二唇形,内有小坚果 4 枚,卵圆形,棕色,尖端有白色突起。体轻。气微,味淡。具有清热泻火、明目、散结消肿的功效,能治疗目赤肿痛、头痛等。夏枯草喜温暖湿润的环境,能耐寒,适应性强,以阳光充足、排水良好的沙质壤土为好,低洼易涝地不宜栽培。夏枯草生长在山沟水湿地或河岸两旁湿草丛、荒地、路旁,广泛分布于我国各地,以河南、安徽、江苏、湖南等省为主要产地。

【性状鉴定】

真品夏枯草:呈圆柱形,略扁,长 1.5～8.0 厘米,直径 0.8～1.5 厘米,淡棕色至棕红色。全穗由数轮至十数轮宿萼与苞片组成,每轮有对生苞片 2 片,呈扇形,先端尖尾状,脉纹明显,外表面有白毛。每一苞片内有花 3 朵,花冠多已脱落,宿萼二唇形,内有小坚果 4 枚,卵圆形,棕色,尖端有白色突起。体轻。气微,味淡。

伪品白毛夏枯草:全草长 10～25 厘米,根细小,暗黄色。地上部分灰黄色或暗绿色,密被白柔毛。茎细,具四棱,质轮柔韧,不易折断。叶对生,多皱缩,破碎,完整叶片展平后呈匙形或倒卵状披针形,长 3～6 厘米,宽 1.5～2.5 厘米,绿褐色,两面密被白色柔毛,边缘有波状锯齿;叶柄具狭翅。轮伞花序腋生,小花2,唇形,黄褐色。气微,味苦。

【药用价值】

夏枯草全草含有以齐敦果酸为苷元的三萜皂苷,尚含有芸香苷、金丝桃苷等苷类物质,以及熊果酸、咖啡酸及游离的齐敦果酸等有机酸。此外,还含维生素 B_1、维生素 C、维生素 K、胡萝卜素、树脂、苦味质、鞣质、挥发油、生物碱,以及氯化钾等无机盐。花穗中含飞燕草素和矢车菊素的花色苷、d-樟脑、d-小茴香酮、熊果酸。

性味归经:辛、苦,寒。归肝、胆经。

功能主治:清热泻火,明目,散结消肿。用于治疗目赤肿痛、头痛眩晕、目珠夜痛以及瘰疬、瘿瘤、乳痈肿痛。

用法用量:煎服,9～15克;或熬膏服。

注意:脾胃寒弱者慎用。

【食疗方法】

1.夏枯草黄豆汤

[**原料**]黄豆80克,夏枯草50克,片糖120克,干菊花40克,棉茵陈60克。

[**制法**]黄豆泡水,棉茵陈、夏枯草、干菊花洗净;锅里倒入清水2000毫升,加入黄豆、棉茵陈、夏枯草,煮30分钟,然后放片糖和干菊花,煮化即可。饮用前要捞出棉茵陈和夏枯草。

[**功效**]明目养肝,清热解燥。

2.板蓝根夏枯草饮

[**原料**]板蓝根30克,夏枯草20克,白糖适量。

[**制法**]将板蓝根、夏枯草同煎,加白糖适量,每日饮3次。

[**功效**]清热解毒,凉血散结。

【临床应用】

1.治瘰疬马刀,不问已溃未溃,或日久成漏 夏枯草六两,水二钟,煎至七分,去滓,食远服。

2.治乳痈初起　夏枯草、蒲公英各等份。酒煎服,或制丸亦可(《本草汇言》)。

3.治肝虚目睛痛,冷泪不止,筋脉痛,及畏光怕日　夏枯草25克,香附子50克,共为末。每服5克,腊茶调下,无时。

4.治血崩不止　夏枯草为末。每服方寸匕,米饮调下(《太平圣惠方》)。

5.治赤白带下　夏枯草花,开时采,阴干为末。每服10克,食前米饮下(《本草纲目》)。

6.治产后血晕,心气欲绝者　夏枯草捣绞汁,服一盏(《本草纲目》)。

7.治口眼㖞斜　夏枯草5克,胆南星2.5克,防风5克,钩藤5克。水煎,点水酒临卧时服(《滇南本草》)。

8.治头目眩晕　夏枯草(鲜)100克,冰糖25克。开水冲炖,饭后服(《闽东本草》)。

9.治羊痫风、高血压　夏枯草(鲜)150克,冬蜜50科。开水冲炖服(《闽东本草》)。

【古籍记载】

1.《神农本草经》:"主寒热、瘰疬、鼠瘘、头疮,破症。散瘿结气,脚肿湿痹。"

2.《本草纲目》:"夏枯草治目疼,用砂糖水浸一夜用,取其能解内热,缓肝火也。楼全善云,夏枯草治目珠疼至夜则甚者,神效,或用苦寒药点之反甚者,亦神效。盖目珠连目本,肝系也,属厥阴之经。夜甚及点苦寒药反甚者,夜与寒亦阴故也。夏枯禀纯阳之气,补厥阴血脉,故治此如神,以阳治阴也。"

3.《重庆堂笔记》:"夏枯草,微辛而甘,故散结之中,兼有和阳养阴之功,失血后不寐者服之即寐,其性可见矣。陈久者尤甘,入药为胜。"

【民间传说】

从前有位书生名茂松，为人厚道，自幼攻读五经四书，然屡试不第。茂松终日郁闷，天长日久，积郁成疾，颈部长出许多瘰疬（即淋巴结核），蚕豆般大小，形似链珠，有的溃破流脓。众医皆施疏肝解郁之法，无效，病情越来越重。这年夏天，茂松父亲不远千里寻神农。一日，他来到一座山下，只见遍地绿草茵茵，白花艳丽，似入仙境。他刚想歇息，不料昏倒在地。茂松爹怎么也没有料到，这百草如茵的仙境，竟是神农的药圃。此时，神农正在给药草浇水施肥，见有人晕倒急忙赶来救治。茂松爹醒来，谢恩并诉说了自己的苦衷。神农听罢，从草苑摘来药草，说："用此草上端球状部分，煎汤服用。"又说："此草名'夏枯草'，夏天枯黄时采集入药，有清热散结之功效。"茂生按方服之，不久病愈。后来，父子二人广种夏枯草，为民治病，深得人心。

【分析点评】

夏枯草是很多凉茶的成分之一，因为夏枯草的清热解毒功效比较好，很多人用夏枯草制作凉茶来消暑、解渴。经常熬夜的人易伤肝，肝火比较旺，面色蜡黄，爱发脾气。适当使用夏枯草来调理身体，可以帮助恢复体力，清除肝火。具体应该和什么药材搭配，还是需要根据个人体质来选择。夏枯草有止血和凉血的作用，润心肺，生津止燥，大部分人适宜食用，但夏枯草性寒，脾胃虚寒、经常拉肚子的人不宜食用。

芫 荽

【基本情况】

芫荽,又名胡荽或者香菜,是人们熟悉的提味蔬菜,一年生或两年生,高 20～60 厘米,全株光滑无毛,有强烈香气。根细长,圆锥形。茎直立,有条纹。基生叶 1～2 回羽头全裂,裂片广卵形或楔形,边缘深裂或具缺刻,叶柄长 3～15 厘米;茎生叶互生,有 2～3 回羽状细裂,最终裂片线形,全缘。复伞形花序顶生;无总苞;伞幅 2～8;小总苞片线形;伞梗 4～10;花小,萼齿 5,不等;花瓣五,白色或淡红色,倒卵形,在小伞形花序外缘的花具辐射瓣。双悬果近球形,光滑,果棱稍凸起。花期 4～7 月,果期 7～9 月。香菜是汤、饮中的佐料,多用做凉拌菜佐料,或在面类菜中提味用。我国各地多有栽培。

【性状鉴定】

真品胡荽:多卷缩成团,茎、叶枯绿色,干燥茎直径约 1 毫米,叶多脱落或破碎,完整的叶有 1～2 回羽状分裂。根呈须状或长圆锥形,表面类白色。具浓烈的特殊香气,味淡微涩。

伪品毛叶天胡荽:多缠绕成团,茎纤细长而弯曲,无毛。单叶互生,叶多皱缩,完整叶呈圆肾形,直径 1.5～6.0 厘米,有 5～7 裂片,基部深心形,稍张开或相接近,两面无毛或少有毛,叶柄长 2.5～19.5 厘米,有短硬毛。气微,味淡苦。

【药用价值】

芫荽营养丰富,内含维生素 C、胡萝卜素、维生素 B_1、维生素

B₂等,同时还含有丰富的矿物质,如钙、铁、磷、镁等,其挥发油含有甘露醇、正葵醛、壬醛和芳樟醇等,可开胃醒脾。香菜内还含有苹果酸钾等。香菜中含的维生素 C 的量比普通蔬菜高得多,一般人食用 7～10 克香菜叶就能满足每天人体对维生素 C 的需求;香菜中所含的胡萝卜素要比西红柿、菜豆、黄瓜等高出 10 倍。

性味归经:辛,温。归肺、脾、肝经。

功能主治:发表透疹,消食开胃,止痛解毒。用于风寒感冒,麻疹,痘疹透发不畅,食积,脘腹胀痛,呕恶,头痛,牙痛,脱肛,丹毒,疮肿初起,蛇伤。

用法用量:煎汤,9～15 克,鲜品 15～30 克;或捣汁。外用适量,煎汤洗;或捣敷;或绞汁服。

注意:疹出已透,或虽未透出而热毒壅滞,非风寒外束者禁服。

【食疗方法】

1. 芫荽羊蝎子煲

[**原料**]羊蝎子(羊脊骨)250 克,香菜 1 把,胡萝卜 1 根,葱、姜、胡椒、花椒适量,调味料若干。

[**制法**]羊蝎子洗净温水煮开,撇去浮沫备用;香菜切碎;胡萝卜切片。锅内放食用油,葱、姜爆香后,放入羊蝎子和开水、料酒、胡椒、花椒等调料,大火煮开后,改小火慢炖,待羊蝎子八分熟时,加入胡萝卜片同炖,羊蝎子全熟后,撒入香菜及盐等调味品后,即可出锅食用。

[**功效**]补虚劳形衰、祛寒益肾,助元阳、生精血。

2. 芫荽葱白汤

[**原料**]香菜 15 克,葱白 15 根,生姜 9 克。

[**制法**]将香菜、葱白、生姜分别洗净,切碎共放锅中加清水适量煎煮 10～15 分钟,去渣取汁饮服即可。

[**功效**]解表散寒。

【临床应用】

1.治风寒感冒，头痛鼻塞 紫苏叶6克，生姜6克，芫荽9克。水煎服(《甘肃中草药手册》)。

2.治咯血 胡荽、海藻等量洗净泥沙，加适量油盐煮3～4小时，每日吃3次，每次1碗(《湖南药物志》)。

3.治消化不良，腹胀 鲜芫荽全草30克。水煎服(《福建中草药》)。

4.治虚寒胃痛 鲜芫荽15～24克。酒水煎服(《福建中草药》)。

5.治胃寒胀痛 芫荽15克，胡椒15克，艾叶6克。水煎服(《四川中药志》)。

【古籍记载】

1.《本草纲目》："胡荽，辛温香窜，内通心脾，外达四肢，能辟一切不正之气，故痘疮出不爽快者，能发之。诸疮皆属心火，营血内摄于脾，心脾之气得芳香则运行，得臭恶则壅滞故尔。"

2.《仁斋直指方》："痘疹不快，宜用胡荽酒喷之，以辟恶气。若儿虚弱及天气阴寒，用此固妙，如儿壮实及春夏晴暖阳气发越之时，加以酒曲助虐，以火益火，胃中热炽，毒血聚蓄，则变成黑陷矣，不可不慎。"

3.《医林纂要》："芫荽，补肝，泻肺，升散，无所不达，发表如葱，但专行气分。"

【民间传说】

据唐代《博物志》记载，公元前119年西汉张骞从西域引进香菜，故初名胡荽。后来在南北朝后赵时，赵皇帝石勒认为自己是胡人，胡荽听起来不顺耳，下令改名为原荽，后来演变为芫荽。

据民间传说，商纣王昏庸无道，朝政荒芜，宠信妖妃，残害忠良。周文王顺天意，主正义，集诸侯，讨伐商纣。赵公明逆天意，助商纣,命丧疆场。赵公明的三个妹子云霄、琼霄、碧霄为兄报仇,与姜子牙对阵。两军激战混乱中,杨戬放出了哮天犬,把碧霄的裤裆一口扯烂了。碧霄害怕露出羞处,臊得两手捂住羞处蹲了下去。云霄、琼霄一下子赶了过来,捡起一块条石,照准哮天犬的后脑勺打去,一下子把哮天犬打得脑浆四喷。碧霄裤裆被扯烂,恨死了哮天犬,把死犬拿来扒了皮,吃了狗肉。吃了肉,喝了汤,解了恨,嫌狗皮和狗爪扔在那里恶心,就地挖了个小坑埋上。谁知哮天犬也是得道仙犬,它的毛长成一种香草,后人称为香菜。

【分析点评】

香菜茎叶作为蔬菜和调香料,有健胃消食作用,香菜果实含挥发油、苹果酸钾、维生素 C、正癸醛、芳樟醇等,有促进外周血液循环的作用。此外,还能增进胃肠腺体分泌和胆汁分泌。果入药,有祛风、透疹、健胃、祛痰之效。

香　菇

【基本情况】

香菇,又名冬菇、香蕈等,为伞菌目口蘑科香菇属的一种食用真菌。菌盖半肉质,宽 5～12 厘米,扁半球形,后渐平展,表面菱色、浅褐色、深褐色至深肉桂色,上有淡色鳞片。菌肉厚,白色,味美。菌褶白色,稠密,弯生。柄中生至偏生,白色,内实,常弯曲,长 3～8 厘米,粗 5～9 毫米,菌环以下部分往往覆有鳞片,菌环窄而易消失。孢子印白色,光滑,无色,椭圆形至卵圆形,用孢子生殖,双核菌丝有锁状联合。春季、冬季多人工栽培。冬春季生于阔叶树倒木上,群生、散生或单生。分布于西南及安徽、浙江、江西、福建、台湾、湖北、广东、广西等地。

【性状鉴定】

真品香菇:菌盖半肉质,扁半球形,或平展,直径 4～12 厘米。表面褐色或紫褐色,有淡褐色或褐色鳞片,具不规则裂纹。以菇肉厚实,菇面平滑,大小均匀,色泽黄褐或黑褐,菇面稍带白霜,菇褶紧实细白,菇柄短而粗壮,干燥、不碎者为佳。

伪品花菇:花菇是菌中之星。花菇的顶面呈现淡黑色,伞盖直径为 1.6～4.5 厘米,菇纹开暴花,白色,菇底呈淡黄色。花菇因顶面有花纹而得名。柄短,向一侧弯倒,柄长不超过伞径 2/3。花菇以丰富的营养和防病、健身、延缓衰老等作用,深受国内外群众的欢迎。

【药用价值】

香菇营养丰富,素有"山珍之王"之称。富含蛋白质、维生素、亚油酸等营养素,同时含有大量钙、铁、铜等矿物质,以及人体必需的多种氨基酸;有很多食疗功效,常吃香菇可增加人体新陈代谢,使人精力旺盛,提高人体的免疫力。

性味归经:甘,平。归胃、肾、肝经。

功能主治:补肝肾,健脾胃,益气血,益智安神,美容颜,化痰理气,解毒,抗肿瘤等。经常食用,可提高人体的免疫力,预防感冒、肝硬化。

用法用量:干鲜香菇在日常饮食中被广泛使用。干香菇烹饪前先行泡水发制,时间不宜过长。

注意:香菇为"发物",脾胃寒湿气滞和患顽固性皮肤瘙痒者不宜食用。

【食疗方法】

1.冬瓜烧香菇

[**原料**]冬瓜 250 克,水发香菇 50 克,调味料若干。

[**制法**]将冬瓜切成小方块,香菇浸泡后切块。锅中加油烧热,倒入冬瓜、香菇及泡香菇水,焖烧数分钟,加食盐、味精等调味,至熟即可。

[**功效**]清热健脾。

2.香菇鸡汤

[**原料**]整鸡 1 只,香菇若干,红枣 6 个,枸杞子 10 粒,姜片 3 片,盐少许。

[**制法**]香菇、红枣和枸杞子洗净,切块放入温水中浸泡备用。在锅中注入足够量的清水,冷水入整鸡,大火煮滚后捞去浮沫,放入姜片、红枣、枸杞子和香菇,焖炖 1 小时以上,食用前放些盐即可。

[**功效**]补气血益气,美容养颜,提高免疫力。

【临床应用】

1.提高机体免疫功能　香菇中含有一种高分子量多聚糖

（HMWP）——香菇多糖，能促进人体内有免疫功能的 T 淋巴细胞的产生，提高 T 淋巴细胞的杀伤活性，增强人体免疫功能。

2.防癌抗癌　香菇中含有一种 β 葡萄糖苷酶，有明显加强机体抗癌的作用，人们把香菇称为"抗癌新兵"。香菇菌盖部分含有双链结构的核糖核酸，进入人体后，会产生具有抗病毒抗癌作用的干扰素。

3.降血压、降血脂　香菇中含有丰富的食物纤维，以及胆碱、酪氨酸、氧化酶以及某些核酸物质等，均有降血压、降血脂的作用。

4.抗病毒　香菇中所含的蘑菇核糖核酸，能刺激人体产生和释放干扰素，加强人体对流感病毒等的抵抗力。此外，香菇菌丝体水提物可抑制细胞吸附疱疹病毒，从而能防治单纯疱疹病毒、巨细胞病毒引起的各类疾病

5.补充维生素 D　香菇含丰富的维生素 D 和不饱和脂肪酸，对于增强抗疾病和预防感冒及治疗有良好效果。经常食用对预防，特别是婴儿因缺乏维生素 D 而引起的血磷、血钙代谢障碍导致的佝偻病有益，可预防人体各种黏膜及皮肤炎病。

【民间传说】

古时，洛阳伏牛山有户人家，兄弟三人靠烧炭度日。一天，老三吴昱挑着两大篓炭下山来，忽见一白发老女牵着一个三四岁的孩儿站在路边，那孩儿正在哭闹着。吴昱问老妇何因，老妇哽咽着说，家中五口，贫病交迫，死去三个，只留下祖孙二人，今日想去邻村借点粮食度日。孩子肚饥，见了这树上的桃子，馋了，想吃，又摘不来。吴昱见路边一棵桃树结着累累桃子，下面是深不可测的龙潭。心想，这一老一小怎能摘到这桃子呢？孩子却还是哭叫着要吃桃子！吴昱忙将炭担放下，走到老妇跟前，抚摩着孩子的头说："别哭！叔替你去摘。"说着就往树上爬，刚伸手去摘时，"哗"的一声，树枝折断，吴昱跌落深潭……说也奇怪，吴昱沉入潭底，只见左侧一扇月洞门蓦地敞开，往内走，忽见彩亭水榭并列，

曲槛长廊回环，别具洞天。吴昱正目不暇接时，一老妪鬓发如霜，手持龙头拐杖，迎面走来，笑着说："吴昱，你为人善良，又能急人之困、排人之难，美德可嘉。我是伏牛山老母，适才路边的老妇，就是我。"边说边用手掌在拐杖上拍了几下，霎时，杖上长出一朵褐色鲜蕈，香醇之气扑鼻而来。吴昱忙跪下连连叩头："敢问仙母，此是何物？"伏牛山老母说："此物叫香菇，食后可长生不老。我传教你种菇之法。"

吴昱得到伏牛山老母点化，回到家中转告老大、老二，然后将种菇的方法教给全村父老。自此，村里菇业大兴。可是有一年，所有菇木都不出菇。大伙心焦如焚。吴昱忽然想起伏牛山老母用手拍打拐杖出菇之事，便脱下草鞋，在菇木上拍打一阵。真怪，第三天，那拍打过的菇木竟长出密密麻麻的香菇来。接着吴昱和大伙把满山的菇木都拍打一遍，不几天，所有菇木都长满了菇。从此，菇民尊吴昱为香菇神，因他排行老三，故称他为吴三公。吴昱的这个拍击菇木催菇法，至今还沿用着。

【分析点评】

《本草纲目》说："香蕈生深山烂枫木上。"《广菌语》言："香蕈生桐、柳、枳椇木上，紫色者名香蕈，字从草从覃。"香菇营养丰富、味道鲜美，自古即采集供为菜肴。古时价格昂贵，一般人买不起，是官宦富贵人家的席上之珍。随着人们生活水平的不断提高、交流不断广泛，香菇的营养价值逐步全球人们所熟知并喜爱，奉为"山珍之王"，成为目前世界上的第二大食用菌。

香　薷

【基本情况】

香薷为唇形科植物石香薷或红香薷的干燥地上部分。直立草本,密集的须根,高 30～50 厘米,基部紫红色,上部黄绿色或淡黄色,全体密被白色茸毛。茎方柱形;直径 1～2 毫米,节明显,节间长 4～7 厘米;质脆,易折断。叶对生,多皱缩或脱落,叶片展平后呈长卵形或披针形,暗绿色或黄绿色,边缘有疏锯齿。穗状花序顶生及腋生,苞片宽卵形,脱落或残存;花萼宿存,钟状,淡紫红色或灰绿色,先端五裂,密被茸毛。小坚果四,近圆球形,具网纹,网间隙下凹呈浅凹状。气清香而浓,味微辛而凉。对土壤要求不严格,一般土地都可以栽培,黏土生长较差,碱土不宜栽培,怕旱。除新疆、青海外,中国各地均产。

【性状鉴定】

真品青香薷(野生):多不带花和花序,长 30～50 厘米,基部紫红色,上部黄绿色或淡黄色,全体密被白色茸毛。茎方柱形,基部类圆形,直径 1～2 毫米,节明显,节间长 4～7 厘米;质脆,易折断。叶对生,多皱缩或脱落,叶片展平后呈长卵形或披针形,暗绿色或黄绿色,边缘有 3～5 个疏浅锯齿。穗状花序顶生及腋生,苞片圆卵形或圆倒卵形,脱落或残存;花萼钟状,淡紫红色或灰绿色先端五裂,密被茸毛。花冠皱缩或脱落,有的宿萼内包有幼嫩小坚果 4 枚,直径 0.7～1.1 毫米,近圆球形,具网纹。质脆易碎,气清香而浓,味微辛而凉。

伪品江香薷(人工栽培):药性状与青香薷相似,区别在于全草不带根,全株长 55～66 厘米,疏被长的白色茸毛。茎较粗,基部微红色,上部淡黄色,节间长 4～7 厘米。叶片多已脱落。苞片阔卵形;花萼宿存,内藏成熟小坚果 4 枚,但多已脱落。气清香,味凉微辛。

【药用价值】

香薷含挥发油主要成分为香薷酮、倍半萜烯等,具有广谱抗菌和杀菌作用,并有直接抑制流感病毒的作用;此外,该品对大肠埃希菌、金黄色葡萄球菌、病原微生物均有抑菌抑杀作用。香薷挥发油对机体非特异性和特异性免疫功能均有显著增强作用。

性味归经:辛,微温。归肺、胃经。

功能主治:发汗解暑,行水散湿,温胃调中。治夏月感寒饮冷,头痛发热,恶寒无汗,胸痞腹痛,呕吐泄泻,水肿,脚气。

用法用量:煎汤,3～9 克,用于发表,量不宜过大,且不宜久煎;用于利水消肿,量宜稍大,且须浓煎。

注意:表虚者忌服,无表邪者戒之,火盛气虚、阴虚有热者禁用。

【食疗方法】

1.香薷饮

[原料]香薷 10 克,白扁豆、厚朴各 5 克。

[制法]水煎服,每日 1 剂。

[功效]解表散寒,化湿和中。

2.香薷薄荷茶

[原料]香薷、薄荷、淡竹叶各 5 克,车前草 10 克。

[制法]水煎代茶饮。

[功效]清热除烦,利尿清心。

3.香薷粥

[原料]香薷 10 克,大米 100 克,白糖适量。

[制法]将香薷择净,放入锅中,加清水适量,水煎取汁;加大

米煮粥,待熟时调入白糖,再煮一二沸即成。每日1～2剂,连续3～5天。

[**功效**]发汗解表,祛暑化湿,利水消肿。

【临床应用】

1.治霍乱吐利,四肢烦痛,冷汗出,多渴　香薷二两,蓼子一两。上二味粗捣筛。每服二钱匕,水一盏,煎七分,去渣温服,日三次(《圣济总录》香薷汤)。

2.治脾胃不和,胸膈痞滞,内感风冷,外受寒邪,憎寒壮热,身体疼痛,肢节倦怠,霍乱呕吐,脾痛翻胃,中酒不醒,四时伤寒头痛　香薷(去土)二两,甘草(炙)半两,白扁豆(炒)、厚朴(去皮,姜汁炒)、茯神各一两。上为细末。每服二钱,沸汤入盐点服(《太平惠民和剂局方》香薷汤)。

3.治水肿　香薷五十斤,锉入锅中,加水久煮,去渣再浓煎,浓到可以捏丸时,即制成丸子,如梧子大。每服五丸,一天服三次,药量可以逐日加一点以小便能畅为愈。此方名香薷煎。又方:香薷叶一斤,水一斗,熬烂,去渣,再熬成膏,加白术末七两制成丸子,如梧子大。每服十丸,米汤送下。此方名深师薷术丸。

4.治霍乱腹痛吐痢　生香薷(切)一升,小蒜一升(碎),厚朴六两(炙),生姜十两。上四味切,以水一斗,煮取三升,分三服,得吐痢止,每服皆须温(《救急方》香薷汤)。

5.治鼻血不止　用香薷研末,水冲服一钱。

6.治舌上忽出血如钻孔者　香薷汁服一升,日三(《肘后备急方》)。

【古籍记载】

1.《本草经疏》:"香薷,辛散温通,故能解寒郁之暑气,霍乱腹痛,吐下转筋,多由暑月过食生冷,外邪与内伤相并而作,辛温通气,则能和中解表,故主之也。散水肿者,除湿利水之功也。"

2.《本草正义》:"香薷气味清冽,质又轻扬,上之能开泄腠理,宣肺气，达皮毛，以解在表之寒；下之能通达三焦，疏膀胱，利小便，以导在里之水。"

3.《名医别录》："用一散字，则所以退肿之由，重在散表，不重在利导，其旨更显。昔人每谓此物为治暑要药者，亦指暑月受凉，外寒闭其内热，有发热恶寒头痛等证，则香薷通阳解表，是其专职，而又能导水利湿，更与暑月湿热郁蒸，膀胱不利者相合，非谓暑天百病，香薷一物能通治之也。"

【民间传说】

"世医治暑病，以香薷饮为首药。"香薷饮出自宋代《太平惠民和剂局方》，由香薷、白扁豆、厚朴等组成，是夏日常用解暑良方。

《红楼梦》林黛玉中暑，半缘心事半缘暑热。清虚观中，不知好歹的张道士给宝玉提了门亲事，虽遭贾母回绝，黛玉听后心里总是有些不自在的。本就体弱的她顶着酷暑看了半日戏，加之府中主子丫鬟仆妇大都去了清虚观，人多且杂，空气难免不流通。小姐们出入又都坐着遮盖严密的翠盖珠璎八宝车，这位"风吹吹就坏了的美人儿"当然难以耐受，中暑的症状也就出现了，回家就卧病在床，不再去看戏了。

赤日当天，树荫匝地，蝉声阵阵，静无人语。黛玉服下解暑汤香薷饮后，只在房内躺着歇息。偏偏宝玉前来探望，两人因皆存求近之心，一时又口角起来。见宝玉边砸玉边赌咒，本就脾胃虚弱的林妹妹心下一阵烦恼，刚吃下去的香薷饮便承受不住，一下子又全吐了出来。林黛玉服用香薷饮后症状应大为好转，疗效明显。如果逢夏月酷暑，暑热往往夹湿，有人或贪凉久坐空调居室，或恣食生冷，都易伤阳气，出现头重脚轻、胸闷腹痛等症，或演变为暑湿感冒、空调病等。此时，不妨效仿林妹妹，煎服香薷饮解暑、卫阳、休养。也可将香薷、厚朴捣碎，白扁豆炒黄捣碎，放入保温杯中，以沸水冲泡，盖严温浸1小时。待凉后代茶频饮。饮后可发汗、祛暑、消除水肿。对有上吐下泻症状者，也适用此方。

【分析点评】

香薷发散风寒,有发汗解表作用,多用于夏季贪凉,感冒风寒所引起的发热、恶寒、头痛、无汗等症,往往与藿香、佩兰等配合应用。香薷有祛除暑湿的作用,故适用于暑季嗜食生冷、湿阻脾胃所引起的呕吐、泄泻,可配合扁豆、黄连、厚朴等同用。香薷利小便、消水肿,可单独应用,也可配白术同用以健脾利水。

香薷既能发汗解表,又能祛暑化湿,故对暑天因乘凉饮所引起的怕冷、发热、无汗及呕吐、腹泻等症,是一味常用的药品。本品虽能祛暑,但性温辛散,多用于治疗阴暑病证,前人说:"夏用之用香薷,犹冬月之用麻黄。"故在临床用于祛暑解表时必须具备怕冷及无汗的证候。如属暑湿兼有热象的,可配黄连同用。至于暑热引起的大汗、大热、烦渴等症,就不是本品的适应范围了。

香　橼

【基本情况】

香橼,为芸香科植物枸橼或香圆的干燥成熟果实。属不规则分枝的灌木或小乔木。新生嫩枝、芽及花蕾均暗紫红色。单叶,稀兼有单身复叶,叶片椭圆形或卵状椭圆形,叶缘有浅钝裂齿。总状花序有花达12朵,花瓣5片。果椭圆形、近圆形或两端狭的纺锤形,重可达2 000克,果皮淡黄色,粗糙,难剥离,果肉无色,近于透明或淡乳黄色,爽脆,味酸或略甜,有香气;种子小,平滑,子叶乳白色,多或单胚。花期4～5月,果期10～11月。喜温暖湿润气候,怕严霜,不耐严寒。以土层深厚、疏松肥沃、富含腐殖质、排水良好的砂质壤上栽培为宜。中国台湾、福建、广东、广西、云南等南部省区栽种较多。

【性状鉴别】

真品香橼:呈圆形或长圆形片,直径4～10厘米,厚0.2～0.5厘米。横切片外果皮黄色或黄绿色,边缘呈波状,散有凹陷的油点;中果皮厚1～3厘米,黄白色,有不规则的网状突起的维管束;瓤囊10～17室。纵切片中心柱较粗壮。质柔韧。气清香,味微甜而苦辛。

伪品香橼:呈类球形,半球形或圆片,直径4～7厘米。表面黑绿色或黄棕色,密被凹陷的小油点及网状隆起的粗皱纹,顶端有花柱残痕及隆起的环圈,基部有果梗残基。质坚硬。剖面或横切薄片,边缘油点明显;中果皮厚约0.5厘米;瓤囊9～11室,棕

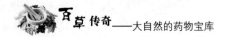

色或淡红棕色,间或有黄白色种子。气香,味酸而苦。

【药用价值】

香橼成熟果实含橙皮苷、柠檬酸、苹果酸、粟胶、鞣质、维生素C及挥发油等。果实含油0.3%～0.7%,果皮含油6.5%～9.0%,成分为d-柠檬烯、柠檬醛、水芹烯和柠檬油素。幼果中含琥珀酸。种子含黄柏酮和黄柏内酯。味辛而能行能散,苦能降逆,有理气、疏郁、消痰、利膈之功。

性味归经:辛、苦、酸、温。归肝、脾、肺经。

功能主治:理气降逆,宽胸化痰。主胸腹满闷,胁肋胀痛,咳嗽痰多。用于治疗肝胃气滞,胸胁胀痛,脘腹痞满,呕吐噫气,痰多咳嗽。

用法用量:煎汤,3～6克;或入丸、散。

注意:阴虚血燥及孕妇气虚者慎服。

【食疗方法】

1.香橼酱

[**原料**]鲜香橼1～2个,麦芽糖等量。

[**制法**]鲜香橼1～2个,切碎放在有盖的碗中,加入等量的麦芽糖,隔水蒸数小时,以香橼稀烂为度,每服1匙,早晚各1次。

[**功效**]化痰行气,止咳平喘。

2.香橼蜜酒

[**原料**]新鲜香橼100克,蜂蜜50毫升,白酒200毫升。

[**制法**]将鲜香橼洗净,切碎,加水200毫升放锅内煮烂后,加蜂蜜及白酒至煮沸停火,待凉后装入瓶中,密闭贮存,1个月后即可饮用。每次10毫升,每日2次。

[**功效**]理气化痰,止咳。

3.香橼米醋浸海带

[**原料**]海带(鲜)120克,香橼9克,醋1 000克。

[**制法**]将香橼皮、海带在米醋中浸泡 7 天。

[**功效**]疏肝解郁。

【临床应用】

1.治臌胀　陈香橼一枚(连瓤),大核桃肉二枚(连皮),缩砂仁二钱(去膜)。各煅存性为散,砂糖拌调。空心顿服(《本经逢原》)。

2.治嗽　香橼(去核)薄切为细片,以时酒同入砂瓶内,煮令熟烂,自昏至五更为度,用蜜拌匀。当睡中唤起,用匙调服(《养病漫笔》)。

3.治气逆不进饮食或呕哕　陈极香橼二个,真川贝三两(去心),当归一两五钱(炒黑),白通草(烘燥)一两,陈西瓜皮一两,甜桔梗三钱。共研细末,用白檀香劈碎煎浓汁泛为丸,如桐子大。每服三钱,开水送下。大虚者酌用(《梅氏验方新编》香橼丸)。

【古籍记载】

1.《本经逢原》:"柑橼乃佛手、香橼两种,性味相类,故《纲目》混论不分。盖柑者佛手也,橼者香橼也,兼破痰水,近世治咳嗽气壅,亦取陈者。除去瓤核用之,庶无酸收之患。"

2.《本草图经》:"枸橼,如小瓜状,皮若橙,而光泽可爱,肉甚厚,切如萝卜,虽味短而香氛,大胜柑橘之类。陶隐居云性温宜人,今闽、广、江西皆有,彼人但谓之香橼子,或将至都下,亦贵之。"

【民间传说】

相传有个郎中,得知邻乡突发疫疾,便邀同乡郎中共往援助,然其妻甚是担心,坐卧不安。郎中了解妻子,知其生性忧郁多心,平日郎中在乡里为乡亲看病若是晚点回来,也定是在庭外等待或是到处找寻,更不用说这次是要出门少则十余日,多则数月。

在忙着准备药材器具之余,郎中思索着如何让妻子安心。家里没有小孩,妻子一个人在家无事可做,无聊之余定会胡思乱想。于是,郎中对妻子说:"平日里无事时帮我照看这些药材吧。"郎中故意多采集了些药材放在家里,一来备用,二来让妻子有点事情可做,不至于整天瞎想。郎中告知哪些药材要如何切片炮制,哪些要多长时间才拿去晒晒太阳等。以前郎中干这些活儿时妻子也没少看,时常帮些忙,因此一说她大致也懂了。再说郎中也没要求妻子做得多好,交给她的多是一些温和的、没多少刺激性的药材,只要她不无聊,不想些乱七八糟的事就行。

一个月后,郎中忙完归来,发现妻子活泼开朗了许多,也胖了点,不似之前那么黏人了,整日依然忙活着照顾那些药材。吃饭时,郎中发现菜的味道有点怪,像是加了什么中药一样。一问才知原来妻子在菜里加了中药粉末,她称闻到这药材的味道就非常喜欢,后来她试着往菜里加了点,这样做出来的菜味道太好了,就离不开这味道了,每顿饭都比以前多吃了好多。郎中看了妻子加的药粉,原来是香橼。难怪,妻子平日肝气郁结,不思饮食,多愁善感。正所谓缺啥喜欢啥,妻子喜欢疏肝解郁的香橼的味道也就不奇怪了。

后来,妻子也经常问郎中一些中医的东西,成了郎中的好助手,郎中忙时妻子也能独当一面。他们吃的菜一直有那味道,郎中说不上喜欢那味道,但只要妻子喜欢,并且对她有好处,也慢慢就习惯了那味道。只是偶尔有客人时,客人吃不了几口就饱了,而每每这时,夫妻俩都会相视会心一笑。

【分析点评】

香橼皮与佛手相似,性能比较平和,是和胃健脾理气的常用药,药性稍温,但并不温燥,可改善胃不舒、闷胀、恶心、泛泛欲吐的症状,能开胃增食,但其解除胃痛的作用稍弱。在常规剂量内水煎服没有不良反应。长期服用或大剂量(15 克以下)水煎服也没有明显不良反应。香橼是理气宽中、疏肝解郁的良药,但味辛温香燥,容易耗气伤阴。因此,气阴虚者应当慎用。小孩和孕妇不宜多食,以免损伤正气。

小 茴 香

【基本情况】

小茴香,为伞形科植物茴香的干燥成熟果实,其根、叶和全草也可药用。本品为双悬果,呈圆柱形,有的稍弯曲,长4～8毫米,直径1.5～2.5毫米。表面黄绿色或淡黄色,两端略尖,顶端残留有黄棕色突起的柱基,基部有时有细小的果梗。果呈长椭圆形,背面有纵棱5条,接合面平坦而较宽。横切面略呈五边形,背面的四边约等长。有特异香气,味微甜、辛。

【性状鉴定】

真品小茴香:本品为双悬果,呈圆柱形,有的稍弯曲,长4～8毫米,直径1.5～2.5毫米。外表面黄绿色或淡黄色,两端略尖,顶端残留黄棕色突起的柱基,基部有时有细小的果梗。果实易分离,分果呈长椭圆形,背面有纵棱5条,合生腹面平坦、较宽。横切面略呈五边形,中央种仁灰白色,油性强,背面的四边约等长。气芳香特异,味微甜、辛。

伪品莳萝:外形和小茴香相似,双悬果多数开裂为分果。呈扁平的广椭圆形,长4～5毫米,宽2～3毫米,厚约1毫米,表面呈棕黄色至棕灰褐色,背面有3条微突起的棱肋,两侧肋线则扩展成翅状,边缘灰白色;少数未分离的双悬果的基部,常残存有细短的果柄。气芳香,味辛凉。

【药用价值】

小茴香的主要成分是蛋白质、脂肪、膳食纤维、茴香脑、小茴香酮、茴香醛等。其香气主要来自茴香脑、茴香醛等香味物质。小茴香能刺激胃肠神经血管,促进唾液和胃液分泌,起到增进食欲、帮助消化的作用。小茴香味辛性温,在医学上有温肝肾、暖胃、散寒等功效。

性味归经:辛,温。归肝、肾、脾、胃经。

功能主治:散寒止痛,理气和胃。用于治疗寒疝腹痛,睾丸偏坠,痛经,少腹冷痛,脘腹胀痛,食少吐泻,睾丸鞘膜积液。盐小茴香可暖肾散寒止痛,用于治疗寒疝腹痛,睾丸偏坠,经寒腹痛。

用法用量:新鲜茴香 5～10 克,干燥茴香 3～5 克,茴香种子 4～5 克。冲泡方式:以热开水冲泡。

注意:由于多食茴香有损伤视力的不良反应,不宜短期大量使用,每日应以 10 克为上限。因性燥热,较适合虚寒体质者食之,每次食用的量也不宜过多。阴虚火旺者慎服。

【食疗方法】

1.茴香酒

[**原料**]小茴香 120 克,黄酒 500 克。

[**制法**]小茴香炒黄,置入干净器皿,加黄酒煮数沸,候凉,放到瓶中备用。每日 3 次,每次饭前温饮一两杯。

[**功效**]温肝肾,暖胃气,散塞结,散寒止痛,理气和胃。

2.小茴香粥

[**原料**]炒小茴香 30 克,粳米 200 克,调味料若干。

[**制法**]把小茴香装入纱布袋内扎口,入锅加水先煮 30～40 分钟弃药包,然后加入洗干净的粳米和适量的水同煮熟,酌加精盐、味精调味即可。早晚趁热服。

[**功效**]健脾开胃,行气止痛。

【临床应用】

1.治小肠气痛闷,不省人事　小茴香子、良姜、乌药根各 6 克,炒香附 9 克。水煎服。

2.治胁下疼痛　小茴香一两(炒),枳壳五钱(麸炒)。上为末。每服三钱,盐汤调下(《袖珍方》)。

3.治胃痛,腹痛　小茴香子、良姜、乌药根各6克,炒香附9克。水煎服(《江西草药》)。

4.治脾胃虚寒,气滞腹胀,胃口不好　小茴香、陈皮、党参、乌药各9克,生姜6克。水煎服,日1剂。

5.治下消小便如膏油　茴香(炒)、苦楝(炒)各等份。上为细末。每服三钱,温酒一盏,食前调服(《济生拔萃》)。

6.治小便夜多及引饮不止　茴香不以多少,淘净,入少盐,炒为末,用纯糯米一手大,临卧炙软熟,蘸茴香末啖之,以温酒送下(《普济方》)。

7.治遗尿　小茴香6克,桑螵蛸15克。装入猪尿脬内,焙干研末。每次3克,日服2次(《吉林中草药》)。

【古籍记载】

1.《本草汇言》:"倘胃、肾多火,得热即呕,得热即痛,得热即胀诸证,与阳道数举、精滑梦遗者,宜斟酌用也。"

2.《本草述》:"若小肠、膀胱并胃腑之证患于热者,投之反增其疾也。"

3.《本草纲目》:"茴香宿根深,冬生苗,作丛,肥茎丝叶,五六月开花如蛇床花而色黄,结子大如麦粒,轻而有细棱,俗呼为大茴香,今唯以宁夏出者第一。其他处小者,谓之小茴香。自番舶来者,实大如柏实,裂成八瓣,一瓣一核,大如豆,黄褐色,有仁,味更甜,俗呼舶茴香,又曰八角茴香(广西左右江峒中亦有之),形色与中国茴香迥别,但气味同耳。北人得之,咀嚼荐酒。"

【民间传说】

清朝末年,俄罗斯富商米哈伊洛夫乘船游览杭州西湖,正当他尽情欣赏秀丽风光之时,突然疝气发作,痛得他捧腹大叫。这时,随行的俄罗斯医生束手无策,幸好船夫向他推荐了一位老中医。老中医用中药小茴香一两,研成粗末,让米哈伊洛夫用二两浙江绍兴黄酒送服,大约过了 20 分钟,他的疼痛奇迹般地减轻,并很快消失。得知自己的疼痛是被小茴香治好,米哈伊洛夫大呼神奇,此事一时也被传为佳话。

【分析点评】

《中国药典》载茴香为常用的健胃、散寒、行气、止痛药。茴香烯能促进骨髓细胞成熟并释放入外周血液,有明显升高白细胞(主要是中性粒细胞)的作用,可用于白细胞减少症。因此,小茴香不仅是一种芳香美味的调味料,更是一味祛邪避秽的良药。

小　蓟

【基本情况】

小蓟为菊科植物刺儿菜的干燥地上部分。茎圆柱形,长5～30厘米,直径2～4毫米,表面绿色或微带紫棕色,有纵棱和柔毛;质脆,易折断,断面纤维性,中空。叶多皱缩或破碎,完整者展平后呈长椭圆形长圆状披针形,长3～12厘米,宽0.5～3.0厘米;全缘或微波状,有细密的针刺,上表面绿褐色,下表面灰绿色,两面均有白色蛛丝状毛。头状花序顶生,总苞钟状,苞片黄绿色,5～6层,线形或披针形,花冠多脱落,冠毛羽状常外露。气弱,味微苦。以色绿、叶多者为佳。生于山坡、河旁或荒地、田间等。

【性状鉴定】

真品小蓟:为菊科多年生草本植物,无纺锤状块根,根细长;茎直立,高25～60厘米,绿而带紫,被白色绵柔毛;叶互生,长椭圆状披针形,长3～12厘米,宽0.5～3.0厘米,先端短尖,叶全缘或疏齿裂,其裂程度远比大蓟为浅,每齿具金黄色小针刺,亦不及大蓟的刺长;其叶两面均有白色绵柔毛;头状花序顶生,花单性,雌雄异株,与大蓟有别。

伪品大蓟:为菊科多年生宿根草本植物;根簇生,为长纺锤形;茎高50～100厘米,有纵条纹,密披白软毛;叶互生,根生叶倒卵状长椭圆形,长15～30厘米,羽状深裂,裂片5～6对,先端尖,边缘具不等长浅裂和针刺,基部渐狭,形成两侧有翼的扁叶柄;茎生叶较小,基部抱茎,下表面密被白绵毛;花两性,头状花序单生于枝端,全为筒状花冠,紫红色。

【药用价值】

小蓟含有芸香苷、刺槐素、原儿茶酸、刺槐苷、绿原酸、咖啡酸,还含有生物碱、皂苷,药理实验中对小鼠有止血作用;在体外,煎剂对溶血性链球菌、白喉、大肠、痢疾杆菌有抑制作用,醇浸剂能抑制结核菌。

性味归经:甘、苦,凉。归心、肝经。

功能主治:凉血止血,祛瘀消肿。用于衄血,吐血,尿血,便血,崩漏下血,外伤出血,痈肿疮毒。

用法用量:煎服,10～15克,鲜品加倍。外用适量,捣烂敷患处。

注意:脾胃虚寒而无瘀滞者忌服。

【食疗方法】

1.小蓟锅巴茶

[原料]小蓟炭30克,糯米锅巴50克。

[制法]将以上二味共加水煎汤,取汁。代茶饮用,每日1剂。

[功效]凉血止血。

2.小蓟速溶饮

[原料]小蓟2 500克,白砂糖500克。

[制法]将鲜小蓟洗净后切碎,加水3 000毫升,中火煮1小时,去渣,再用文火浓缩,停火待温,入白砂糖吸净药液,冷却晾干,轧粉装瓶备用。每次10克,滚开水冲服,每日3～4次。

[功效]凉血止血。

【临床应用】

1.治心热吐血口干　生藕汁、生牛蒡汁、生地黄汁、小蓟根汁各二合,白蜜一匙。上药相和,搅令匀,不计时候,细细呷之(《太平圣惠方》)。

2.治舌上出血,兼治大衄　刺蓟一握,研绞取汁,以酒半盏调服。如无生汁,只捣干者为末,冷水调下 15 克(《圣济总录》)。

3.治疗崩中下血　小蓟茎、叶(洗,切)研汁一盏,入生地黄汁一盏,白术 25 克,煎减半,温服(《备急千金要方》)。

4.治妊娠胎堕后出血不止　小蓟根叶(锉碎)、益母草(去根,切碎)各 250 克。以水三大碗,煮二味烂熟去滓至一大碗,将药于铜器中煎至一盏,分作二服,日内服尽(《圣济总录》小蓟饮)。

【古籍记载】

1.《本草汇言》:"沈则施云,按二蓟治血止血之外无他长,不能益人。如前人云养精保血,补虚开胃之说,不可依从。"

2.《本草求原》:"大蓟、小蓟二味根、叶,俱苦甘气平,能升能降,能破血,又能止血。小蓟则甘平胜,不甚苦,专以退热去烦,使火清而血归经,是保血在于凉血。"

3.《食疗本草》:"取菜煮食之,除风热。根,主崩中;又女子月候伤过,捣汁半升服之。金疮血不止,挼叶封之。夏月热,烦闷不止,捣叶取汁半升服之。"

4.《本草拾遗》:"破宿血,止新血,暴下血,血痢("痢"一作"崩"),金疮出血,呕吐等,绞取汁温服;作煎和糖,合金疮及蜘蛛蛇蝎毒,服之亦佳。"

【民间传说】

传说当年赵匡胤当皇帝之前,流浪到马家沟村时,天突然下起了大雨。他敲开了一家农户的门躲雨,一位老太太看他可怜巴巴的样子,就留下他吃饭。那时农村很穷,老太太想来想去,就给赵匡胤做了"萋萋菜(即小蓟)小豆腐",既当菜又当饭,看起来也好看。赵匡胤已经几天没好好吃饭了,端起钵子来,狼吞虎咽地吃了下去,觉得老太太做得真好吃。好吃不好吃老太太心中有数,就对赵匡胤说:"饿了甜如蜜,不饿蜜不甜。"赵匡胤听得不明不白。

后来,赵匡胤当上了皇帝,忘记了打天下时的艰难,每天吃山珍海味吃腻了,就想换换口味,这时候他想起了当年在平度吃"蓑蓑菜小豆腐"的事,就派人到平度找到了当年为赵匡胤做菜的老太太,老太太哪敢怠慢,就按原来的方法,做了一模一样的"蓑蓑菜小豆腐",赵匡胤只尝了尝几小口,就破口大骂:"这不是原来那种菜,简直是牲畜吃的东西,是不是存心害我啊?"要立即处决老太太。老太太就骂赵匡胤忘恩负义,质问他还记得当年那句"饿了甜如蜜,不饿蜜不甜"的话吗? 赵匡胤拍了拍脑袋,大梦初醒,连忙给老太太赔礼道歉。

【分析点评】

小蓟,又叫刺儿菜,中国各地都有,具有凉血止血、清热解毒等功效,可用于治疗吐血、鼻衄、尿血、血崩、创伤出血和急性传染性肝炎、痈疖肿毒等。民间以水煎代茶饮用,常饮有降压作用。趁鲜绞汁,用温开水冲服或水煎服,可用于治疗传染性肝炎,尤其是对转氨酶顽固不降者有较好的效果。

薤　白

【基本情况】

薤白为百合科植物小根蒜或薤的干燥鳞茎,呈不规则的卵圆形。大小不一,长 1.0~1.5 厘米,直径 0.5~1.8 厘米,上部有茎痕;表面黄白色或淡黄棕色,半透明,有纵沟与皱纹,或有数层膜质鳞片包被,揉之易脱。质坚硬,角质,不易破碎,断面黄白色。有蒜臭,味微辣。以个大、质坚、饱满、黄白色、半透明、不带花茎者为佳。长于海拔 1 500 米以下的山坡、丘陵、山谷或草地上,极少数地区(云南和西藏)在海拔 3 000 米的山坡上也有。主产于东北、河北、江苏、湖北等地。

【性状鉴定】

真品薤白:鳞茎呈不规则卵圆形,长 0.5~2.0 厘米,直径 0.7~1.8 厘米。表面黄白色或淡黄棕色,皱缩,半透明,有缘沟、皱纹或有类白色膜质鳞片包被,顶端有残存茎基,基部有突起的鳞茎盘;质坚硬,角质样,不易破碎,断面黄白色;微有蒜气,味微辣。

伪品葱白:百合科植物葱近根部的鳞茎,呈圆柱形,先端稍肥大,鳞叶成层,白色,上具白色纵纹。味辛,性温。发汗解表,散寒通阳。用于外感风寒,阴寒内盛,格阳于外,脉微,厥逆,腹泻,外敷治疗疮痈疔毒。

【药用价值】

薤白含有大蒜辣素,其主要成分为硫化丙烯,具有降脂作用,且性味辛温,能温阳散结,可用来治疗高胆固醇和高脂血症。薤白含有一种大蒜苷,有降低血压的奇妙作用,高血压胸闷患者常食薤白有通阳气、宽胸的效果。薤白所含的大蒜辣素能杀菌消炎,对多种细菌有明显抑制作用,可作为感染疾病患者的食疗佳品。

性味归经:辛、苦,温。归心、肺、胃、大肠经。

功能主治:通阳散结,行气导滞。用于胸痹心痛,脘腹痞满胀痛,泻痢后重。

用法用量:煎汤,5～10 克,鲜品 30～60 克;或入丸、散;亦可煮粥食。外用适量,捣敷,或捣汁涂。

注意:气虚者慎用。

【食疗方法】

1.薤白粥

[**原料**]薤白 10～15 克,粳米 100 克,调味料若干。

[**制法**]薤白 10～15 克(鲜者 30～45 克),与粳米 100 克共煮粥。煮熟后油盐调味食用。

[**功效**]理气宽胸,行气止痛。

2.薤白炖猪肚

[**原料**]猪肚 1 具,薤白 150 克,薏苡仁适量,调味料若干。

[**制法**]猪肚洗净,备用;余二味混合装入猪肚中,用绳扎住,加水和适量的食盐、胡椒,炖至猪肚熟烂。分 3～4 次服食。

[**功效**]调胃健脾。

【临床应用】

1.治胸痹之病 瓜蒌实一枚(捣),薤白半斤,白酒七升。上三味,同煮,取二升。分温再服(瓜蒌薤白白酒汤)。

2.治胸痹,不得卧,心痛彻背者 瓜蒌实一枚(捣),薤白三两,半夏半升,白酒一斗。上四味,同煮,取四升。温服一升,日三服（瓜蒌薤白半夏汤）。

3.治胸痹，心中痞气，气结在胸，胸满，胁下逆抢心　枳实四枚，厚朴四两，薤白半斤，桂枝一两，瓜蒌实一枚（捣）。上五味，以水五升，先煮枳实、厚朴，取二升，去滓，纳诸药，煮数沸。分温三服。

4.治赤痢　薤白、黄柏，煮服之（《本草拾遗》）。

【古籍记载】

1.《本草图经》："凡用葱、薤，皆去青留白，云白冷而青热也，故断赤下方取薤白同黄柏煮服之，言其性冷而解毒也。"

2.《本草衍义》："《千金》治肺气喘急用薤白，亦取其滑泄也。"

3.《长沙解药》："肺病则逆，浊气不降，故胸膈痹塞；肠病则陷，清气不升，故肛门重坠。薤白，辛温通畅，善散壅滞，故痹者下达而变冲和，重者上达而化轻清。其诸主治：断泄痢，除带下，安胎妊，散疮疡，疗金疮，下骨鲠，止气痛，消咽肿，缘其条达凝郁故也。"

【民间传说】

话说很久以前，有个叫薤白的河南人在京城做官，由于公务繁忙，积劳成疾，患了重病。请朝中太医诊治，太医诊脉后，说道："你的病实属胸痹，已到后期，看来很难挽回了！"他求问太医还有什么良方，太医说："你若能脱离政务，清静休养，或许还能延长时日。"薤白说道："公事繁忙，实不能脱身哪！"太医又劝道："病已至此，也只有这样了。我倒给你想了个好的去处，伏牛山南麓有个丹霞寺，那里最清静，寺里有个老和尚百岁有余，耳聪目明，跋山涉水，健步如常，人称金刚和尚。也许他那里还能学点养生之道。"薤白听罢，无奈只好告假，来到了丹霞寺寻求医病良方。

来到丹霞寺，只见云雾缭绕松柏参天，鸟语花香，风景优美，宛如仙境一般。薤白来到这里，正值饭时。小和尚随即送来菜馍面汤。老和尚说道："连年灾荒，寺中缺粮，常以野菜度日，今日以菜馍相待，实属不恭，请施主原谅！"薤白又饥又渴，也不品味，两个菜馍一气吃光，然后说道："长老用野菜做餐，胜过美味佳肴，真乃佛地皆宝啊！"老和尚笑道："哪里，哪里，这是山中小蒜做的饼子，并非稀奇之物，只是你饥不择食罢了。"说罢二人哈哈大笑起来。老和尚又问："施主又不在京城，来到寒寺，有何贵干？"他说明来意之后，老和尚又说道："施主若不嫌寒寺清苦，我愿帮你解除病苦。"于是，薤白就在丹霞寺住下了。

寺里的和尚们每天挖山小蒜掺米面做饭，薤白吃惯了，便习以为常。加之每天早晨随和尚习拳练功，又与和尚一起登山挖野菜，渐觉四肢有力，病情渐为好转。八九个月以后，薤白身体康复，告别了老和尚，便下山回京找朝中太医复诊。

无巧不成书，此时的太医正为皇上的胸痹证发愁，他一见薤白神采奕奕地回来了，非常惊奇。薤白笑着说："太医曾断言我的病难以医治的呀。"说完，向太医叙述他在山中八九个月的生活经过。太医听后说道："那时你在朝中日理万机，寝食无常，当然服药无效，难以好转。此去丹霞寺休养，身安心静，加之又吃山小蒜，所以才康复了。我想这小蒜定是通胸阳之良药。"薤白听罢，忙说："既然小蒜有如此效能，你何必为皇上的胸痹证发愁呢？"太医说："按皇家规定，药未入书，朝廷忌用。"薤白劝说道："你可将我的情况向皇上禀报，听听皇上的旨意。"

于是，太医上奏皇上，皇上一听，龙颜大悦，忙下旨意，让太医命人速采来山小蒜。太医亲自煎好，让皇上服下，不消几日，病情很快见轻。不久皇帝即降旨将小蒜以"薤白"为名，载入药书，以供医用。

从那时起，中药里又添了薤白一味，朝中太医用薤白为主药，佐以瓜蒌、丹参、枳实、降香等，治愈了数百例胸痹证患者。中药

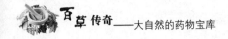

薤白从此被世人熟知,成为一味常用中药,而薤白的药名也沿用至今。

【分析点评】

薤白具有理气宽胸,通阳散结作用。主胸痹心痛彻背,胸脘痞闷,咳喘痰多,脘腹疼痛,泄痢后重,白带,疮疖痈肿。用于治疗胸痹疼痛,痰饮咳喘,泄痢后重。

益 智 仁

【基本情况】

益智仁为姜科植物的干燥成熟果实,多年生草本,干燥果实呈纺锤形或椭圆形,长 1.5～2.0 厘米,直径 1.0～1.3 厘米。外皮红棕色至灰色,有纵向断续状的隆起线 13～18 条。皮薄而稍韧,与种子紧贴。种子集结成团,分 3 瓣,中有薄膜相隔,每瓣有种子 6～11 粒。种子呈不规则扁圆形,略有钝棱,直径约 3 毫米,厚约 1.5 毫米,表面灰褐色或灰黄色;种脐位于腹面的中央,微凹陷,自种脐至背面的合点处,有一条沟状种脊;破开后里面为白色,粉性,气味特殊,味辛微苦。生于林下阴湿处。分布于广东和海南,福建、广西、云南亦有栽培。

【性状鉴定】

真品益智仁:益智仁呈纺锤形或椭圆形,两端稍尖,外表棕色或灰棕色,有管束状凸出的纵向条纹,果皮薄而韧,与种子紧贴。切开里面为白色,粉性,气味芳香刺鼻,味辛微苦。

伪品砂仁:砂仁呈卵圆形或钝角三棱椭圆形,外表深棕色,有网状凸起的纹理和密生短钝软刺,果皮薄、质软脆,易纵向剥裂。切开后为灰白色,芳香浓烈,味辛微苦。

【药用价值】

益智仁含有大量的"聪明因子",即牛磺酸,对处于生长发育期的青少年以及记忆力减退的中老年人有重要作用。特别是其所含的胆碱、酪氨酸、二十二碳六烯酸(DHA)等,都是可营养神经细胞的物质,具有改善睡眠、调节人体内分泌、益智安神的功效。益智仁能暖肾助阳、固精缩尿,用于肾气虚寒所致的遗精、遗尿、尿有余沥、夜尿增多的治疗。此外,又可用于女子肾虚不固的崩漏带下。

性味归经:辛,温。归脾、肾经。

功能主治:温脾止泻摄涎,暖肾缩尿固精。主治脾胃虚寒,呕吐,泄泻,腹中冷痛,口多唾涎,肾虚遗尿,尿频,遗精,白浊。

用法用量:煎汤,3～9克;或入丸、散。

注意:阴虚火旺者禁服。

【食疗方法】

1.益智仁桑螵蛸炖猪脬

[原料]糯米25克,桑螵蛸30克,黑豆30克,益智仁5克,猪脬约200克,盐5克,味精2克。

[制法]将猪脬洗净;糯米洗净装入猪脬内,用绳扎紧,用针扎些孔备用;黑豆、益智仁、桑螵蛸洗净备用;锅里放适量清水,投入猪脬、黑豆、桑螵蛸、益智仁,用文火炖至猪脬熟;放入适量食盐、少许味精稍煮片刻,调味去药。

[功效]温肾助阳,固精缩尿。适用于中老年尿频者。

2.益智仁红枣粥

[原料]大米80克,红枣5颗,白术10克,益智仁15克。

[制法]红枣、白术、益智仁洗净,放入砂锅,加水煎汁,去渣取汁;大米洗净,倒入煮好的汁里,煮成粥即可。

[功效]补气养血,益气安神。

【临床应用】

1.治伤寒阴盛,心腹痞满,呕吐泄利,手足厥冷,及一切冷气奔冲,心胁脐腹胀满绞痛　川乌(炮,去皮、脐)四两,益智(去皮)二两,干姜(炮)半两,青皮(去白)三两。上件为散。每服三钱,水二盏,入盐一捻,生姜五片,枣二个,擘破,同煎至八分,去滓,温服,食前(《太平惠民和剂局方》益智散)。

2.治腹胀忽泻,日夜不止,诸药不效,此气脱也　益智子仁二两。浓煎饮之(《世医得效方》)。

3.治梦泄　益智仁二两(用盐二两炒,去盐),乌药二两。上为末,用山药一两为糊,和丸如梧桐子大,每服五十丸,空心临卧盐汤下,以朱砂为衣(《世医得效方》三仙丸)。

4.治脬气虚寒,小便频数,或遗尿不止,小儿尤效　乌药、益智仁等份。上为末,酒煮山药末为栅,丸桐子大。每服七十丸,盐酒或米饮下(《妇人良方》缩泉丸,即《魏氏家藏方》固真丹)。

5.治小儿遗尿,亦治白浊　益智仁、白茯苓各等份。上为末,每服一钱,空心米汤调下(《补要袖珍小儿方论》)。

6.治妇人崩中　益智子,炒研细,米饮入盐服一钱(《经效产宝》)。

7.治漏胎下血　益智仁半两,缩砂仁一两。为末。每服三钱,空心白汤下,日二服(胡氏《济阴方》)。

【古籍记载】

1.《本草纲目》:"益智,行阳退阴之药也。三焦、命门气弱者宜之。按杨士瀛《直指方》云:心者脾之母,进食,不止于和脾,火能生土,当使心药入脾胃药中,庶几相得。故古人进食药中,多用益智,土中益火也。"

2.《本草经疏》:"益智子仁,以其敛摄,故治遗精虚漏,及小便余沥,此皆肾气不固之证也。肾主纳气,虚则不能纳矣。又主五液,涎乃脾之所统,脾肾气虚,二脏失职,是肾不能纳,脾不能摄,故主气逆上浮,涎秽泛滥而上溢也,敛摄脾肾之气,则逆气归元,涎秽下行。"

3.《本草求实》:"益智,气味辛热,功专燥脾温胃,及敛脾肾气逆,藏纳归源,故又号为补心补命之剂。是以胃冷而见涎唾,则用此以收摄,脾虚而见不食,则用此温理,肾气不温,而见小便不缩,则用此入缩泉丸以投。与夫心肾不足,而见梦遗崩带,则用此以为秘精固气。若因热成气虚,而见崩浊、梦遗等症者,则非所宜。此虽类于缩砂密,同为温胃,但缩砂密多有快滞之功,此则止有逐冷之力,不可不分别而审用耳。"

【民间传说】

很久以前,当地有个既迷信又重男轻女的陈老汉,年约五十岁。老伴给他生了三个如花似玉的女儿,分别叫带娣、来娣、贵娣,一个比一个漂亮。她们非常勤劳乖巧,白天耕田耙种,晚上纺纱织布。前村后乡的人都夸陈老汉有福气,可他并不满足,终日借酒消愁、长吁短叹,怪老伴不争气,没给他生个儿子传香火。几年后他喜得贵儿,起名叫四福,却天生是个病秧子,长到七八岁还终日泄泻、流涎、遗尿,不少大夫都说最多活不过十岁。陈老汉带着四福四处求神拜佛、寻医问药。没过几年,抑郁寡欢的老伴就一病不起,继而撒手人寰。一位小有名气的算命先生对陈老汉说:"家运衰竭、兵符不除,皆因你老伴和女儿的命太硬,阴气过盛而克制了你与儿子的阳气。如今之计,唯有将三个女儿逐嫁出家门方可保平安。"陈老汉深信不疑,回到家就要将女儿逐出家门。可怜三个女儿痛失亲母即遭驱逐,齐齐长跪在地哀哀哭求父亲收回成命,可铁石心肠的陈老汉想也不想就冷冷地拒绝了。

带娣、来娣、贵娣三姐妹一步三回头地走出了村子,可前路茫茫,不知该何去何从。坚强的带娣思量再三,决定带领两个妹妹为身染重病的弟弟寻找治病良方。于是,三姐妹栖栖惶惶地上路了。她们走啊走,爬过了一道又一道山,趟了过一条又一条河。她们沿途打听名医隐士,饿了就吃野果或到附近的村落讨点残羹剩饭,渴了就喝雨饮露,四处打听却一无所获。年纪最小的贵娣身染风寒无法行走,带娣就和来娣轮流背着她往前走。可后来,来娣也熬不住病倒了,又累又饿的带娣只好拖着沉重的步伐先背一个妹妹走上一程,回头再背另一个。最后,带娣也病倒了,三姐妹奄奄一息地挤在一起伤心流泪,不禁齐向苍天哭诉:"天啊!睁开眼看看我们这可怜的姐妹吧,我们只是想寻药救弟以慰亲心、报亲恩都做不到,还有何脸面偷生于世?"

忽然,一位彩衣飘飘的仙女缓缓从天而降,端立于三姐妹三尺之外说:"本药仙怜你们救弟心切,特赐仙界药种三颗。只是这药种需要用人的骨肉做基肥,你们吞下去后就将承受刮骨割肉止痛,每一根毛发都将化作披针形尖叶、眼耳口鼻都将化作椭圆形的果实遭人煎煮。你们的弟弟服食这果实煮的汤药后将病证全消。但你们将永世不得为人,你们要三思而行。"带娣、来娣、贵娣听完这话后欣喜若狂、如获至宝,相互深深地看了一眼,挣扎着跪在药仙的跟前:"只要可以救天下间与我弟弟一般的病人,我们姐妹三人愿受一切痛苦折磨。药仙的大恩大德我们姐妹永生不忘!"言罢,三姐妹便昂首吞下药种,顿时就痛得满地打滚,转眼就变成了三株青翠欲滴的益智幼苗。药仙不禁被她们的忠孝所动,念咒将她们三人所化身而成的益智苗栽在家门前的山上。回天庭后,便将带娣、来娣、贵娣三姐妹大义化药救苍生之事如实上禀,王母娘娘大为所动,特赐封姐妹三人为益智三仙。

一天晚上,药仙托梦给陈老汉:"欲寻颜如玉,唯往益智山。你的三个女儿为救普天下与你儿子一般的病人而化身为药,但没有亲人泪水的浇灌是无法开花、结果的,你好自为之吧!"陈老汉从梦中惊醒,半信半疑地上山寻药,结果不费吹灰之力便在屋前的山上找到三棵以前从未见过的植物。陈老汉抚摸着绿油油的枝叶,回忆起以前自己对女儿的不公、狠心和无情,不禁悔由心生,泪流满面。当他的泪水滴落在叶片上时,神奇的事情发生了:益智苗瞬间便长至一人高,还抽蕾、开花,四瓣具有红色脉纹的粉白色花瓣的顶端边缘呈皱波状,像极了带娣、来娣、贵娣被风吹皱的裙裾。过了一盏茶的工夫,益智树便结出了外披柔毛的椭圆形硕果,果皮上还有明显的线条。陈老汉小心翼翼地摘下益智,回家煮汤汁给四福饮用，没过几天便痊愈了，不仅如此，原先病恹恹的身体还迅速强健起来。邻人奇怪地问陈老汉四福好起来的缘由，陈老汉就一五一十地将三个女儿化药医人、药仙托梦的经过对乡亲们说了。乡亲们恍然大悟，不禁也被孝顺、心地善良的三姐妹所感动。

【分析点评】

益智仁是一种历史很悠久的中草药，从《本草纲目》里可以看到关于它的相关记载。益智仁虽然有着很多的作用，但是这种中药材辛、温，所以对于那些本来就火气过旺的人来说并不适合，比如有遗精和尿频等症状的病人就最好是不要服用这类药材。此外，它还可以起到强化记忆力的作用，所以对于青少年是有一定好处的。

薏苡仁

【基本情况】

薏苡仁,为禾本科植物薏苡的干燥成熟种仁。秋季果实成熟时采割植株,晒干,打下果实,再晒干,除去外壳、黄褐色种皮和杂质,收集种仁。本品呈宽卵形或长椭圆形,长4～8毫米,宽3～6毫米。表面乳白色,光滑,偶有残存的黄褐色种皮。一端钝圆,另一端较宽而微凹,有一淡棕色点状种脐。背面圆凸,腹面有1条较宽而深的纵沟。质坚实,断面白色,粉性。气微,味微甜。喜生于湿润地区,但能耐涝耐旱。我国各地均有栽培。

【性状鉴定】

真品薏苡仁:外观呈宽卵形或长椭圆形,长0.4～0.8厘米,宽0.3～0.6厘米,表面白色或黄白色,偶有残留黄褐色外皮,一端钝圆,另一端较宽而微凹,有淡棕色点状种脐,背面圆凸,腹面有1条较宽而深的纵沟,沟底粗糙,表面光滑或有不明显纵纹,断面为白色,粉性足;闻之气微,口尝味微甜。

伪品白高粱:外观近扁圆形或长圆形,两侧略隆起,长0.3～0.6厘米,直径约0.3厘米,表面乳白色或灰白色,一侧具浅凹痕,约为直径的1/2,断面为类白色,略具粉性;闻之亦气微,但口尝味微涩,略有点甜。

【药用价值】

薏苡仁含薏苡仁酯,并含脂肪油,油中含肉豆蔻、芸苔甾醇、棕榈酸、8-十八烯酸、豆甾醇等。此外,尚含糖类,同时富含蛋白质、多种维生素及人体所需的多种氨基酸。据报道,薏苡仁治病的成分薏苡仁酯,不仅具有滋补作用,而且是一种抗癌剂,能抑制艾氏腹水癌细胞,可用于胃癌及子宫颈癌。薏苡仁的根中所含的薏米醇,除具有上述的薏苡仁酯的作用外,还有降压、利尿、解热和驱蛔虫的效果,适用于高血压、尿路结石、尿路感染、蛔虫病等。

性味归经:甘、淡,凉。归脾、胃、肺经。

功能主治:利水渗湿,健脾止泻,除痹,排脓,解毒散结。用于治疗水肿、脚气、小便不利、湿痹拘挛、脾虚泄泻、肺痈、肠痈、癌肿、赘疣。

用法用量:煎服,9～30克。清利湿热宜生用,健脾止泻宜炒用。

注意:津液不足者慎用。

【**食疗方法**】

1.柠檬薏苡仁水

[**原料**]薏苡仁80克,柠檬(榨汁)半个,清水约2 000毫升,白糖适量。

[**制法**]薏苡仁洗净后,加入清水,大火煮开,转小火煮至薏苡仁软烂。加入白糖溶化,待温度降低后,加入柠檬汁搅匀即可食用。

[**功效**]防晒,美白肌肤,利水消肿,健脾祛湿。

2.冬瓜薏苡仁老鸭汤

[**原料**]老鸭半只,薏苡仁一把,冬瓜一斤,葱、姜、料酒、盐适量。

[**制法**]老鸭去头、脚和屁股,清洗干净,剁成大块。葱切段,姜切片,冬瓜切大块,薏苡仁洗净备用。鸭块放在冷水锅中大火烧开,煮3分钟去血水,盛出,用清水洗净。锅入油,五成热时放入葱段和姜片炒香,再倒入鸭块炒变色后放入开水,加薏苡仁炖1小时。在汤锅中放入冬瓜和少许盐,中火炖20分钟即可。

[**功效**]消暑祛湿,健脾祛湿。

【临床应用】

1.治风湿身痛,日暮加剧　用麻黄三两,杏仁二十枚,甘草、薏苡仁各一两,加水四升,煮成二升,分两次服。

2.治水肿喘急　用郁李仁二两,研细,以水滤取汁,煮薏苡仁饭,一天两次。

3.治沙石热淋　用薏苡仁(子、叶、根皆可)水煎热饮(夏月次饮),以通为度。

4.治肺痿咳嗽,有脓血　用薏苡仁十两,捣破,加水三升煎成一升,以酒少许送服。

5.治痈疽不溃　吞服薏苡仁一枚。

6.治虫牙痛　用薏苡仁、桔梗研末点服。

【古籍记载】

1.《本草纲目》:"薏苡仁,阳明药也,能健脾,益胃。虚则补其母,故肺痿肺痈用之。筋骨之病,以治阳明为本,故拘挛筋急,风痹者用之。土能生水除湿,故泄痢水肿用之。"

2.《本草经疏》:"性燥能除湿,味甘能入脾补脾,兼淡能渗湿,故主筋急拘挛不可屈伸及风湿痹,除筋骨邪气不仁,利肠胃,消水肿令人能食。"

3.《本草新编》:"最善利水,不至损耗真阴之气,凡湿盛在下身者,最适用之。"

【民间传说】

相传,"鲧娶于有莘氏之女,名曰女嬉。年壮未孳,嬉于砥山,得薏苡而吞之,意为人所感,因而妊孕,剖胁而产高密。"(《吴越春秋》)

什么意思呢?就是说,大禹的父亲鲧娶了一个姑娘,叫女嬉,这个姑娘挺大了,还没有嫁人,所以说是"年壮未孳"。但是这个姑娘嫁给鲧的时候,却已经怀孕了,这是怎么回事儿呢?大家都很奇怪,追着问,尤其是鲧,觉得特没面子,也跟着问。姑娘红着脸忸怩半天,说:原来,这个姑娘在山里玩的时候,将薏苡仁吞了下去,结果就怀孕了,后来就生了大禹。所以,有学者说鲧是大禹的继父。

【分析点评】

薏苡仁的营养价值很高,被誉为"世界禾本科植物之王"。薏苡仁可作为粮食,其味道和大米相似,且易消化吸收,煮粥、做汤均可。夏秋季和冬瓜煮汤,既可佐餐食用,又能清暑利湿。由于薏苡仁营养丰富,对于久病体虚、病后恢复期患者,老人、产妇、儿童都是比较好的药用食物,可经常服用。不论用于滋补还是用于治病,作用都较为缓和,微寒而不伤胃,益脾而不滋腻。

余 甘 子

【基本情况】

余甘子,为大戟科叶下珠属木本植物。本品呈球形或扁球形,直径1.2～2.0厘米。表面棕褐色至墨绿色,有浅黄色颗粒状突起,具皱纹及不明显的六棱,果梗1毫米,外果皮厚1～4毫米,质硬而脆。内果皮黄白色,硬核样,表面略具六棱,背缝线的偏上部有数条筋脉纹,干后可裂成六瓣。种子六,近三棱形,棕色。气微,味酸涩,回甜。以个大、肉厚、甜味浓者为佳。果实富含丰富的维生素C,供食用,可生津止渴,润肺化痰,治咳嗽、喉痛,解河豚中毒等。初食味酸涩,良久乃甘,故名"余甘子"。树根和叶供药用,能解热清毒,治皮炎、湿疹、风湿痛等。产于江西、福建、台湾、广东、海南、广西、四川、贵州和云南等。

【性状鉴定】

真品余甘子:呈球形或扁球形,直径1.2～2.0厘米,表面棕褐色或墨绿色,有浅黄色颗粒状突起,具皱纹及不明显的六棱,果梗长约1毫米,外果皮厚1～4毫米,质硬而脆。内果皮黄白色,硬核样,表面略具六棱,背缝线的偏上部有数条筋纹,干后可裂为6瓣;种子六,近三棱形,棕色,气微,味酸涩,回甜。

伪品栀子:长圆形或椭圆形,长1.5～3.0厘米,直径1.0～1.5厘米,表面红黄色、棕红色或褐色,表面深褐色,有6条翅状纵棱,棱间常有1条明显的纵脉纹,有分支。顶端残存萼片,基部稍尖,有残留果梗,果皮薄而脆,略有光泽,内表面色较浅,有光泽。有2～3条隆起的锥状隔膜;种子多散,扁卵圆形,集结成形,深红

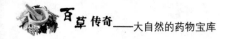

色或红黄色,表面密具细小疣状突起,气微,味微酸而苦。

【药用价值】

余甘子果实中含有黄酮类化合物,以及维生素 C、维生素 B_1、维生素 B_2,胡萝卜素,维生素 A,维生素 P 等;尤其富含维生素 C,其含量为 $0.6\% \sim 0.92\%$,春季果实含量最高,有时甚至可达 1.82%,该含量是苹果维生素 C 含量的 160 倍,也是柑橘含量的 100 倍,仅次于水果维生素 C 之王的刺梨。另外,还含 17 种氨基酸,包括了人体所需的 8 种氨基酸,其氨基酸总含量每 100 克果实达 185 毫克,主要有谷氨酸、脯氨酸、天冬氨酸、丙氨酸、赖氨酸。此外,还含有多种微量元素,其含量比苹果还要丰富,主要有硒、锌、钙、磷、铁、钾等。余甘子种子含脂肪酸 26%,主要包括亚麻酸、亚油酸、油酸、硬脂酸、棕榈酸、肉豆蔻酸等。

性味归经:甘、酸、涩,凉。归肺、胃经。

功能主治:清热凉血,消食健胃,生津止咳。用于血热血瘀,消化不良,腹胀,咳嗽,喉痛,口干。

用法用量:3～9 克,多入丸散服。

注意:脾胃虚寒者慎服。

【食疗方法】

1.余甘子煲猪肉

[原料]余甘子 10 颗,蜜枣 3 个,猪瘦肉 300 克,生姜 3 片,盐适量。

[制法]蜜枣去核,猪肉切块,加姜片一起放进瓦罐内,加入清水2 500毫升,武火煲沸后,改为文火煲 1 小时,调入适量食盐便可。

[功效]除烦生津,甘润益气。

2.余甘子饮酒

[原料]余甘子 20 个,水 800 毫升,蜂蜜适量。

[制法]将余甘子洗净,加入水中,烧开后再煮 10 分钟,关火。

待余甘子茶变温热时加入适量的蜂蜜。

[**功效**]化痰止咳,解毒。

【临床应用】

1.治感冒发热,咳嗽,咽喉痛,口干烦渴,维生素 C 缺乏　鲜余甘子果十至三十个,水煎服(广州部队《常用中草药手册》)。

2.治白喉　滇橄榄一斤,玄参、甘草各一两。冷开水泡至起霜花,取霜用棉纸铺开晒干后,加马尾龙胆粉二钱,冰片五分,炒白果仁粉五钱,吹喉用。

3.治哮喘　滇橄榄二十一个,先煮猪心肺,浮沫撇尽再加橄榄煮熟连汤吃。

4.治河豚中毒　滇橄榄生吃吞汁,并可治鱼骨梗喉(《昆明民间常用草药》)。

【古籍记载】

1.《唐本草》:"庵摩勒生岭南。树叶细似合昏,花黄,实似李奈,青黄色,核圆,六七棱。中仁亦入药。"

2.《本草图经》:"庵摩勒,二广诸郡及西川山谷中皆有之。木高一二丈,枝条甚软,叶青细密,朝开暮敛,如合欢夜合而叶微小,春生冬雕,三月有花,着条而生如粟粒,微黄,随即结实作关,每条三两子,至冬而熟,如李子状,胄白色,连核作五六瓣,干即并核皆裂。"

3.《本草拾遗》:"主补益,强气力。取子压取汁和油涂头生发,去风痒,初涂发脱,后生如漆。"

【民间传说】

余甘子又称庵摩勒,这个名称同佛经一起由印度传入我国,古印度僧侣尊其为"圣果"。传说,两千多年前,一位印度高僧和一位中国商人在穿越一片沙漠时遇到风暴,迷失了方向,水尽粮绝,靠高僧随身携带的一袋小果子充饥,这小果子就是余甘子。

然而,当他们即将走出沙漠时,流沙淹没了两人,高僧奋力救助商人,并将那小袋余甘子果实给了中国商人,而自己却葬身于茫茫沙漠中。商人含泪告别高僧,奋力走出沙漠,回乡后,便将那袋余甘子种植在中国南方。从此,余甘子就在我国南方传种开来。

【分析点评】

余甘子具有清肺利咽、补益肝肾、化瘀止厥、生津解毒的功效,可用于治疗咽喉肿痛、喉痹、肺热或感冒风热、咳嗽咽干、烦热,其茎叶熬汤泡脚可以治疗脚癣。同时,能明显治疗和预防胃癌,对乙肝、高血脂、高血压、高血糖等也有较好的疗效。治疗咽喉不适、烟酒过度、胆道蛔虫病绞痛等,效果更是立竿见影。此外,余甘子的根、茎、叶均可入药,用余甘子叶做药枕,民间早已广为流传。

玉　竹

【基本情况】

玉竹,又称葳蕤,为百合科植物玉竹的干燥根茎。呈长圆柱形,略扁,少有分枝,长 4～18 厘米,直径 0.3～1.6 厘米。表面黄白色或淡黄棕色,半透明,具纵皱纹及微隆起的环节,有白色圆点状的须根痕和圆盘状茎痕。质硬而脆或稍软,易折断,断面为角质样或显颗粒性。气微,味甘,嚼之发黏。耐寒,亦耐阴,喜潮湿环境,适宜生长于含腐殖质丰富的疏松土壤。原产于中国西南地区,但野生分布很广。

【性状鉴定】

真品玉竹:呈长圆柱形或略扁,多不分枝,表面淡黄色或淡黄棕色,半透明,稍粗糙,有细纵皱纹,节明显,呈稍隆起的波状环,节间长度多数在 1 厘米以下,节上有多数不规则散在的细根痕,呈毛状,较大的根痕呈疣状突起,有时可见圆盘状的地上茎痕迹;干燥者质坚硬,受潮后则变柔软,断面不平坦,带有颗粒状;口尝味略甜,有黏性。

伪品粗毛玉竹:外形与真品玉竹相似,但具有分支,表面黄白色或黄棕色,具较粗的纵皱纹及微隆起的环节,可见类圆形茎痕;质硬,但易折断,断面较平坦,呈角质样;气微,口尝味淡无黏性。

【药用价值】

玉竹根状茎含玉竹黏多糖,由 D-果糖、D-甘露糖、D-葡萄糖及半乳糖醛酸组成,具有降血压、降血脂、改善心肌缺血、缓解动脉粥样硬化斑形成的作用,对中风有良好的预防和治疗作用。具有润心肺、止渴、除烦闷、补中益气的功效,用于治疗心腹结气、虚热湿毒腰痛、头痛、脚痛等,长期服用可以消除黄褐斑、抗衰老,并可治疗尿频、遗精多汗、腰膝疼痛及糖尿病等。

【食疗方法】

1.玉竹山药黄瓜汤

[原料]黄瓜 100 克,山药 15 克,玉竹 15 克,盐适量。

[制法]黄瓜洗净切块,山药洗净切片;将黄瓜、山药、玉竹一起放入砂锅里,倒入适量水和盐,旺火煮沸,小火煮 30 分钟即可。

[功效]清热润肺,补脾益胃。

2.玉竹炖猪心

[原料]猪心 400 克,玉竹 50 克,葱段 2 段,姜片 5 片,卤汁、鸡精、花椒叶等适量。

[制法]猪心剖开洗净,玉竹洗净切段;把猪心和玉竹都放入砂锅里,将姜片、葱段、花椒叶放进去,用中火将猪心煮到七成熟时,加入卤汁、鸡精,然后将猪心煮到熟烂即可。

[功效]润燥止渴,养阴生津,安神宁心。

性味归经:甘,微寒。归肺、胃经。

功能主治:养阴润燥,生津止渴。用于治疗肺胃阴伤,燥热咳嗽,咽干口渴,内热消渴。

用法用量:煎汤,6～12 克;熬膏、浸酒或入丸、散。外用,适量,鲜品捣敷;或熬膏涂。

注意:胃有痰湿气滞者忌服。阴虚有热宜生用,热不甚者宜制用。

【临床应用】

1.治阳明温病,下后汗出,当复其阴　沙参三钱,麦门冬五钱,冰糖一钱,细生地五钱,玉竹一钱五分(炒香)。水五杯,煮取二杯,分二次服,渣再煮一杯服(《温病条辨》益胃汤)。

2.治阴虚体感冒风温,及冬温咳嗽,咽干痰结　生葳蕤二至三钱,生葱白二至三枚,桔梗一钱至钱半,东白薇五分至一钱,淡豆豉三至四钱,苏薄荷一钱至钱半,炙草五分,红枣两枚。煎服(《通俗伤寒论》加减葳蕤汤)。

3.治卒小便淋涩痛　芭蕉根四两(切),葳蕤一两(锉)。上药,以水二大盏,煎至一盏三分,去滓,入滑石末三钱,搅令匀。食前分为三服,服之(《太平圣惠方》)。

4.治发热口干,小便涩　葳蕤五两。煮汁饮之(《外台秘要》)。

5.治秋燥伤胃阴　玉竹三钱,麦冬三钱,沙参二钱,生甘草一钱。水五杯,煮取二杯,分二次服(《温病条辨》玉竹麦门冬汤)。

6.治眼见黑花,赤痛昏暗　葳蕤(焙)四两。为粗末,每服一钱匕,水一盏,入薄荷二叶,生姜一片,蜜少许,同煎至七分,去滓,食后临卧服(《圣济总录》甘露汤)。

7.玉竹治虚咳　玉竹五钱至一两。与猪肉同煮服(《湖南药物志》)。

【古籍记载】

1.《神农本草经》:"主中风暴热,不能动摇,跌筋结肉,诸不足。久服去面黑䵣,好颜色,润泽。"

2.《本草拾遗》:"主聪明,调血气,令人强壮。"

3.《日华子本草》:"除烦闷,止渴,润心肺,补五劳七伤,虚损,腰脚疼痛,天行热狂。"

【民间传说】

相传,唐代有一个宫女,因不堪忍受皇帝的蹂躏逃出皇宫,躲入深山老林之中。无食充饥，便采玉竹为食，久而久之，身体轻盈如燕，皮肤光洁似玉。后来宫女与一猎人相遇，结庐深山，生儿育女，到 60 岁才与丈夫子女回到家乡。家乡父老见她依然是当年进宫时的青春容貌，惊叹不已。

【分析点评】

玉竹具有促进实验动物体内抗体生成，提高巨噬细胞的吞噬百分数和吞噬指数，促进干扰素合成，抑制结核菌生长，降血糖，降血脂，缓解动脉粥样斑块形成，使外周血管和冠脉扩张，延长耐缺氧时间，强心，抗氧化，抗衰老等作用，还有类似肾上腺皮质激素样作用。